みんなで考える
性分化疾患

―本人と養育者と医療者のために―

監修 地方独立行政法人 大阪府立病院機構
　　 大阪母子医療センター

編集 位田　忍・川井正信・松井　太
　　 石見和世・江口奈美

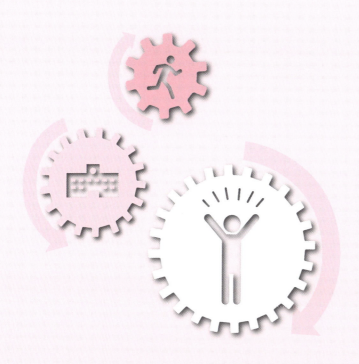

診断と治療社

巻頭言

　この度，大阪母子医療センターから「みんなで考える性分化疾患─本人と養育者と医療者のために─」を上梓することとなりました．

　性分化疾患（DSD）の原因遺伝子の特定，疾患に associate してみられる遺伝子異常の解析や発症の機序などに関する研究の最近の進歩には目を見張るものがあります．また，以前は半陰陽あるいはインターセックスなどと呼ばれてきた本疾患も，DSD の名称が広く受け入れられ，その疾病分類もほぼ確定したと考えられます．これらの新しい知見を記述した DSD の成書は多くありますが，本書でも，疾病の遺伝子異常や発症のメカニズム，診断，外科・内科的治療について正確な知見を記述しています．加えて，本書の大きな特徴は，子どもと家族への対応，DSD 児の移行期医療や性教育のあり方などにも触れていることです．遺伝カウンセラーや心理士など多くの職種の方々が担うべき役割についても記載しました．また，DSD をもつ養育者の態度・姿勢，養育者が子どもに対してどのように病気の説明をすべきかなどについても詳しく解説しています．さらに，患者会のこと，出生届の出し方についても法的な知識を含め丁寧に解説しました．

　当センターに小児医療部門が開設された 1991 年から一貫して，新生児に ambiguous genitalia を認めた場合には「性別判定会議」を開催してきたことからも理解していただけますように，当センターにとって DSD は重要なテーマです．性別判定会議は，医師，看護師だけでなく，遺伝カウンセラー，臨床心理士，ソーシャルワーカーなども含めた多職種で構成されており，上記のように多方面から子どもを支援しています．

　DSD は，十分な経験をもったスタッフがそろった施設で扱われるべき，社会的緊急疾患です．したがって，多くの施設では ambiguous genitalia などを発見された時には，専門施設へ紹介されることとなると思われますが，子どもとその家族に接するときに本書を役立てていただければ幸いです．

　本書の作成発刊にあたっては，診断と治療社のご支援をいただきました．

2019 年 7 月
大阪母子医療センター
総長　倉智博久

序文

　2012年現・大阪母子医療センターでのハワイ大学Diamond教授の講演で「性分化疾患（disorders/differences of sex development : DSD）は身体的体質であり病気ではない．DSDのサポートにあたっては嘘がないことが重要で，本人，養育者，医療者など，関わるすべての人達の出発点を同じにしなければ真のサポートはできない．」と述べている．これ以降大阪母子医療センターでは，DSDの子どもに「いつ」「どのように」伝え，どのように長期フォローをしたらよいかを多職種で検討し始めた．子ども自身が病名と病態を知ることは，DSDの状態で一生を過ごす子どもが成人へ向けて自立する第一歩である．

　DSDは，性腺，性器の発育が非典型的である状態と定義され，臨床的にはambiguous genitaliaを呈し性別判定が必要なことが多い．性腺原基は卵巣にも精巣にも分化できるbipotentialである．基本的には女性型にプログラムされており，様々な因子が働き男性型に誘導される．最近の知見では女性型の分化も能動的であることがわかってきた．この分化過程のどこかに問題が生じることがDSDを招く．臨床管理では，新生児・乳児期の集学的チームによる医学的診断と性別判定への提言が有用であり，症例の蓄積が行われている．2005年に第1回，2015年に第2回国際コンセンサス会議が行われ，言葉の定義や診断・治療，社会的サポートに言及している．わが国では，日本小児内分泌学会を中心に「性分化疾患初期対応の手引き」が作成され（学会HP参照），DSD診療の標準化を目指している．集学的チームによるサポートが有効であり，このチームには小児内分泌科医，小児泌尿器科医，（小児）婦人科医，新生児科医，産科医，児童精神科医に加えて，看護師，臨床心理士，医療ソーシャルワーカー，助産師が含まれる．

　さらに，DSDは移行期医療の対象で，生涯にわたる最良の医療管理と自立支援を行う必要がある．DSDの病態とこれまでの治療経過を段階的に繰り返しての説明（教育）を子どもと養育者に行うことが望ましいが，わが国ではまだ確立されたものがない．大阪母子医療センターではDSD移行外来を2016年10月に立ち上げた．おもな担当者は泌尿器科医，内分泌科医，担当看護師で，必要に応じてこころ科，小児婦人科，臨床心理士，遺伝カウンセラーが診療する．初期対応の後に，5～6歳をめどに，養育者に再度病態と性の発達について説明することから始めて，10～12歳（1/2成人式），15歳頃，18歳頃に年齢に応じた説明を繰り返し行っている．

　DSDの臨床管理では様々な観点からの対応が必要であるが，希少疾患であるために個々の対応は試行錯誤に陥り，子どもと養育者を混乱させることが起こる．したがってDSDの臨床管理は習熟した医療機関での診療が推奨されている．今回，DSDの初期対応を中心にまとめた『性分化疾患ケースカンファレンス』（位田　忍，島田憲次編集主幹．診断と治療社　2014）の続編としてDSDの長期臨床管理をまとめる機会を得た．本書が新生児から青年期までの子どもたちと養育者と医療者の診療現場で使われDSDの子どもたちが少しでも安心して成人していく過程の役に立てば幸いである．

2019年7月
編集を代表して
大阪母子医療センター　消化器・内分泌科
臨床検査科主任部長　位田　忍

執筆者一覧

監修

大阪母子医療センター

編集

位田　忍	大阪母子医療センター消化器・内分泌科
川井正信	大阪母子医療センター消化器・内分泌科
松井　太	大阪母子医療センター泌尿器科
石見和世	帝京大学医療技術学部看護学科
江口奈美	大阪母子医療センター看護部

執筆（50音順）

位田　忍	大阪母子医療センター消化器・内分泌科
伊藤衣里	大阪母子医療センター看護部
石見和世	帝京大学医療技術学部看護学科
江口奈美	大阪母子医療センター看護部
惠谷ゆり	大阪母子医療センター消化器・内分泌科
岡本伸彦	大阪母子医療センター遺伝診療科
川井正信	大阪母子医療センター消化器・内分泌科
川口晴菜	大阪母子医療センター産科/小児婦人科
小杉　恵	大阪母子医療センター子どものこころの診療科
佐保美奈子	大阪府立大学大学院看護学研究科
島田憲次	福山医療センター小児泌尿器科
庄司保子	大阪母子医療センター消化器・内分泌科
菅田純子	大阪母子医療センター看護部
橋本香映	大阪大学医学部産科婦人科
藤川陽子	大阪母子医療センター看護部
松井　太	大阪母子医療センター泌尿器科
松田圭子	大阪母子医療センターリハ・育療支援部門/遺伝診療科
松本富美	大阪母子医療センター泌尿器科
松山聡子	大阪母子医療センター泌尿器科
山本悦代	大阪母子医療センターリハ・育療支援部門/心理士
吉田美寿々	大阪母子医療センター新生児科

目次

巻頭言 .... 倉智博久　ⅱ
序文 .... 位田　忍　ⅲ
執筆者一覧 .... ⅳ

第1章：DSDとは 1
① 性分化の過程 .... 川井正信　1
② DSDの診断と検査 .... 川井正信　6
③ DSDの分類 .... 川井正信　15

第2章：DSDの臨床管理（本人，養育者，医療者への対応） 23
① 新生児期に診断された場合 .... 吉田美寿々　23
② 乳児期～小児期に診断された場合 .... 庄司保子　26
③ 思春期以降に診断された場合 .... 庄司保子　28

第3章：DSDの治療とその選択 30
① 外科治療 .... 松本富美　30
② 内科治療 .... 庄司保子　34

第4章：一般の子どもの心理的成熟，性教育 37
① 性に関するこころの育ちと性別違和 .... 山本悦代，小杉　恵　37
② わが国の性教育の現状と課題 .... 島田憲次，佐保美奈子　41
コラム 助産師による出張性教育 .... 藤川陽子　44

第5章：DSDの教育と自立支援―移行期医療，移行期外来の役割 46
① 移行期医療とは .... 位田　忍　46
② 大阪母子医療センターにおける移行支援―自立支援 ...... 江口奈美，山本悦代　48
③ 大阪母子医療センターのDSDの移行期医療
　　　　　　　　　　　　　　　　位田　忍，伊藤衣里，石見和世，江口奈美，菅田純子　52

第6章：DSDの成人期医療の問題点 ... 56

1. 外科手術に伴うもの，癌化の問題 ... 松井　太　56
2. 内科的観点から（性腺補充を中心に） ... 橋本香映　60
3. 妊孕性（男性） ... 松井　太　64
4. 妊孕性（女性） ... 川口晴菜　67

第7章：DSDサポートチームとその役割 ... 72

1. サポートチーム ... 石見和世　72
   - a 精神・心理的サポート ... 山本悦代，小杉　恵　75
   - b 遺伝カウンセリング ... 松田圭子，岡本伸彦　78
   - c 看護師 ... 石見和世，菅田純子　84
2. 患者・家族会 ... 石見和世　86

第8章：DSDに係る制度，その他 ... 88

1. DSDで出生届はどのように出すのか？性別を変える場合の手続きは？（法律制度） ... 松山聡子，松井　太　88
2. 医療助成はあるか？小児慢性特定疾病と指定難病（医療制度） ... 惠谷ゆり　92

Q&A ... 位田　忍，川井正信，松井　太，伊藤衣里，石見和世，江口奈美，菅田純子　96

乳児期 ... 96

- Q1. 今の時点で何か気をつけることはありますか？ ... 96
- Q2. この子は将来自分の性別に違和感をもちますか？そのときはどうしたらよいですか（性別変更など）？ ... 96
- Q3. 手術の費用などが不安です． ... 97

幼児期 ... 97

- Q1. 子どもに質問されたとき何と答えればよいですか？ ... 97
  「なぜ病院に行くの？」
  「（たとえばCAH例で薬を飲んでいる場合）なぜ薬を飲むの？」
  「（乳児期に手術をした場合）この傷はなに？」
  「（外性器に違和感がある場合）なぜ自分のは人と違うの？」
- Q2. 園や学校へは何と説明したらよいですか？ ... 99

学童期 100

- Q1. （内服がある場合）薬はいつから自分で管理できるようになりますか？ 100
- Q2. （生理がこない場合）生理のことはなんと説明したらよいですか？ 100
- Q3. 本人への病気の説明はしたほうがよいですか？ 100
- Q4. （子どもができにくい場合）いつ頃本人へ伝えたらよいでしょうか？ 101
- Q5. 本人への病気の説明はどのようにしたらよいですか？ 101
- Q6. （外性器に違和感がある場合）林間学校，修学旅行で集団での入浴があるときは皆さんどうしていますか？ 102

思春期 102

- Q1. （生理がこない場合）友達に聞かれて返答に困っているようです．よい返答の仕方はありますか？ 102
- Q2. （内服がある場合）薬の飲み忘れがあるようです．反抗期で言っても聞きません．どうしたらよいでしょうか？ 102

青年期 103

- Q1. （パートナーがいる場合）パートナーへの説明に悩んでいるようです．どうしたらよいでしょうか？ 103

資料　子どもの自立を支援するための移行支援シート 104

索引 108

第1章：DSDとは

1 性分化の過程

　性分化疾患を理解するためには，ヒトの性がどのような機序で決定されるかを理解することが大切である．このヒトの性が決定される過程を性分化とよぶが，広い意味では，思春期に起きる二次性徴の変化を経て，生殖能を獲得し，性的に成熟した成人になるまでを含む．しかし，狭い意味では胎児期に性差が決定される過程を指すことが多く，本項では，この狭い意味で性分化という言葉を用いる．

　ヒトの性分化は，いくつかの段階を経て行われることが判明している．最初に染色体の性が決定し，引き続き性腺の性，そして最後に内性器・外性器の性が決定する．これらの過程が非典型的になる先天的な状態（たとえば，染色体の性は男性型であるのに，外性器の性は女性型であるなど）を性分化疾患とよび，英語では disorders of sex development と書き，頭文字をとって DSD と略される．社会医学的には，DSDは疾患ではなく体質と捉える考えが広まってきており，DSD の最初の D は disorders（疾患）だけではなく，differences（違い）も意味するとされている．そのため，最近では，性分化疾患を differences/disorders of sex development と記載するようになってきている．

　この性分化の過程はとても複雑であることが判明している．この過程では，数多くの遺伝子の働きが必要であり，これらの遺伝子の異常はDSDの原因となる．さらに，精巣が合成・分泌する液性因子（抗ミュラー管ホルモン〈anti-Müllerian hormone: AMH〉やテストステロン〈testosterone: T〉）も性分化の過程で重要であることがわかっている．本項では，DSDを理解するために必須の性分化の過程を解説する．

① 性分化の仕組み

❖a. 染色体の性の決定の仕組み

　性分化の第一のステップは，染色体の性の決定である．多くの場合，父親は 46,XY，母親は 46,XX の染色体を有している．父親からは，減数分裂*を経て精子が，母親からは卵子が作られる．つまり，精子が有する染色体は 23,X ないし 23,Y であり，卵子が有する染色体は 23,X となっている．精子と卵子が受精し受精卵となるが，23,X 精子と 23,X 卵子が受精した場合は受精卵の染色体は 46,XX に，23,Y 精子と 23,X 卵子が受精した場合の受精卵は 46,XY になり，両者は同じ確率で形成される．ターナー症候群やクラインフェルター症候群ではこの過程の異常に起因することが示唆されている．

❖b. 性腺の性の決定の仕組み

　性分化の第二のステップは，性腺の性の決定，すなわち精巣あるいは卵巣の決定である．性腺や内性器は，中間中胚葉由来の泌尿生殖隆起より発生する．この泌尿生殖隆起は，性腺以外にも腎臓や副腎へと発生していく．泌尿生殖隆起が発生していく過程で，胎児の卵黄嚢尾側から発生し遊走してきた始原生殖細胞と混ざり合い，未分化性腺が形成される．未分化性腺は，精巣にも卵巣にも分化する能力を有しており，6週以降に精巣あるいは卵巣へと分化・発生していく（図1）．

❖c. 精巣への分化

　未分化性腺は，Y染色体上に存在する *SRY*（*sex determining region of the Y chromosome*）遺伝子の働きにより，精巣へと分化していく．*SRY* 遺伝子の重要性は，46,XX 個体における *SRY* 遺伝子の転座により

---

*：染色体の数を半数体にするための細胞分裂で，生殖細胞のみが行う．

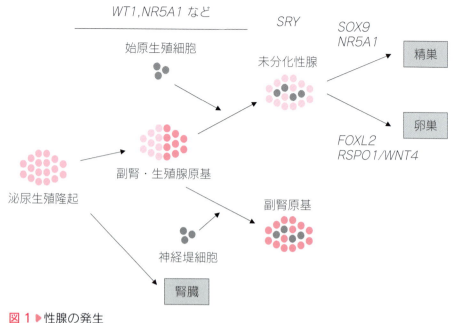

図1 ▶ 性腺の発生

精巣が発生することからも証明されている．また，46,XY個体で*SRY*遺伝子に変異が起き，その機能が喪失すると，女性型の表現型を示す．*SRY*遺伝子産物の重要な作用の1つは，精巣分化において重要な役割を果たしている*SOX9*遺伝子の発現を誘導することである．そのため，46,XY個体において*SOX9*遺伝子の機能が欠損すると，精巣形成が阻害される．*SOX9*遺伝子は骨格形成にも重要な遺伝子であるため，この遺伝子の異常は骨格の異常も引き起こす（campomelic dysplasia）．精巣の発生過程では，まずセルトリ細胞が出現する．セルトリ細胞は，AMHを分泌し，ミュラー管に由来する子宮などの女性型内性器の発達を阻害する．また，セルトリ細胞の存在下でライディッヒ細胞の分化が起こる．ライディッヒ細胞はテストステロンを分泌し，内・外性器の男性化，精巣の下降に重要な役割を果たしている（図2[1]，3[2]）．

d. 卵巣への分化

これまで未分化性腺の卵巣への分化はY染色体がないことに起因する受動的な経路であると考えられてきたが，最近卵巣の発生にかかわる遺伝子が同定・報告されてきている．Y染色体が存在しない場合，未分化性腺は*RSPO1/WNT4*や*FOXL2*などの遺伝子を発現し，卵巣へと分化することが判明している．そして，これらの遺伝子の変異は46,XX個体におけるDSDの原因となることが報告されている．

e. 内性器・外性器の性の決定の仕組み

性分化の第三のステップは，内性器および外性器の性の決定である．このステップでは，セルトリ細胞が産生するAMHやライディッヒ細胞が産生するテストステロンが重要な役割を果たしている（図2[1]，3[2]）．

1 内性器の発生

男性の内性器は精巣上体や輸精管から構成されウォルフ管より，そして女性の内性器は子宮，卵管，腟（上部1/3）から構成されミュラー管より発達する．精巣が存在すると，セルトリ細胞が分泌するAMHはミュラー管を退縮させるとともに，ライディッヒ細胞が分泌するテストステロンが，ウォルフ管を精巣上体・輸精管へと発達させ，男性型の内性器を形成する．逆に，精巣の非存在下では，これらの分泌因子が分泌されないため，ウォルフ管が発達せず，ミュラー管が残存し，女性型内性器へと発達していく（図2[1]，3[2]）．

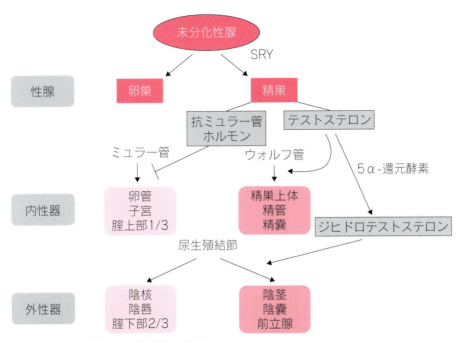

図2 ▶ 性腺，内性器，外性器の分化
(位田 忍．1．内科的診断のアプローチ4．大阪府立母子保健総合医療センター（編），性分化疾患ケースカンファレンス．診断と治療社，2014；2 より改変)

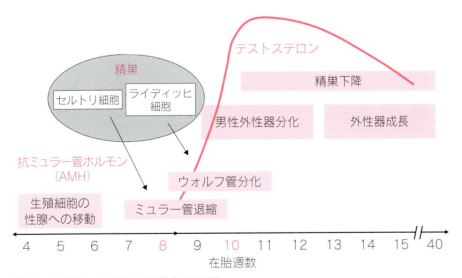

図3 ▶ 内性器・外性器の男性化の過程
(Melmed S, et al.(eds).Williams Textbook of Endocrinology. 13th ed, Elsevier, 2015；894 より改変)

2 外性器の発生

　妊娠8週目までは外性器に男女の区別を認めない．精巣の存在下では，ライディッヒ細胞から分泌されたテストステロンが局所で，より作用の強いジヒドロテストステロン（dihydrotestosterone: DHT）に変換され，その作用により外性器は男性化する（図3)[2]．つまり生殖結節（genital tubercle）は陰茎に，内

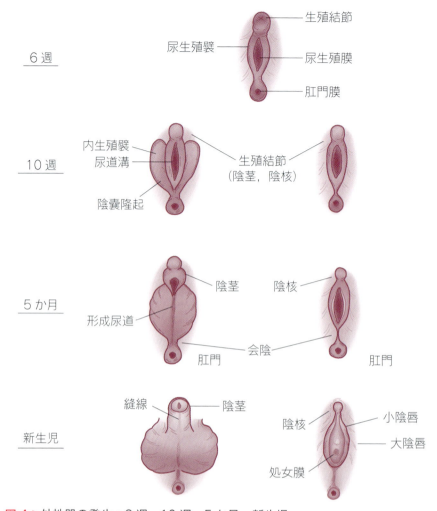

図4 ▶ 外性器の発生：6週，10週，5か月，新生児
（島田憲次．2 発生学（Embryoology）．大阪府立母子保健総合医療センター（編），性分化疾患ケースカンファレンス．診断と治療社，2014；22）

生殖襞は尿道に，生殖隆起は陰嚢へと発達する．一方，精巣が存在しない場合，アンドロゲン（男性ホルモン）の作用を認めないため，外性器は女性型，つまり生殖結節は陰核に，内生殖襞と外生殖襞は融合せず，それぞれ小陰唇，大陰唇へと発達する（図3[2]，4[3]）．

f. 精巣の下降

精巣は発生の過程で，腹腔内より陰嚢内へと移動する．胎盤由来のヒト絨毛性ゴナドトロピン（human chorionic gonadotropin: hCG）の刺激によりライディッヒ細胞から産生されたテストステロンの作用によって頭側堤靱帯は消退するとともに，同じくライディッヒ細胞が産生するinsulin-like hormone 3（INSL3）の作用により精巣導体が膨大・短縮する．その結果，腹腔内精巣は内鼠径輪へと移動していく．その後引き続く鼠径部移動には，下垂体由来の黄体形成ホルモン（luteinizing hormone: LH）の刺激により産生されたテストステロンの作用が重要である（図5）[3]．

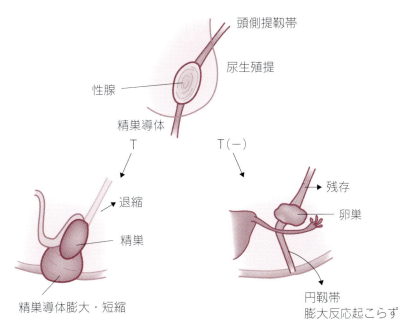

図5 ▶ 精巣下降
（島田憲次．2 発生学（Embryoology）．大阪府立母子保健総合医療センター（編），性分化疾患ケースカンファレンス．診断と治療社，2014；22）

文献

1) 位田 忍．1．内科的診断のアプローチ 4．大阪府立母子保健総合医療センター（編），性分化疾患ケースカンファレンス．診断と治療社，2014；2
2) Melmed S, et al. (eds). Williams Textbook of Endocrinology. 13th ed, Elsevier, 2015；894
3) 島田憲次．2 発生学（Embryoology）．大阪府立母子保健総合医療センター（編），性分化疾患ケースカンファレンス．診断と治療社，2014；22

（川井正信）

第1章：DSDとは

2 DSDの診断と検査

　新生児期にambiguous genitaliaで発見された場合，性別や名前をすぐに決定できないという事実は養育者を含めた家族に大きな心理的な負担となる．そのため，DSDの診断を迅速に行う必要がある．多くの場合，DSDの生命予後は良好だが，先天性副腎過形成症などの副腎疾患に起因する場合は，副腎不全を合併し生命予後に悪影響を与える可能性がある．そのため，ambiguous genitaliaを認める新生児を診療する際は，副腎機能の評価を必ず行う必要がある．また，新生児期の診療では最終的な診断も大切だが，家族が児の社会的性別を決定するに足る十分な医療情報を提供できるようにすることがなによりも重要である．

　新生児期以降に発見された場合は，すでに性別は決定していることがほとんどである．しかし，性別が変更となるかもしれないという心理的ストレスは非常に大きなものがある．特に思春期では，児本人に対する心理的ケアは非常に重要である．新生児期でも，それ以降に発見された場合でも，診断の手順・行うべき検査に大きな違いはないが，心理面での対応は異なることがある．この点は，第2章で記載している．

1 DSD診断のアルゴリズム

　DSDの臨床所見や原因は多岐にわたるため，すべてを俯瞰できるような単一のアルゴリズムは存在しないのが実情である．ここでは，ambiguous genitaliaの診断アルゴリズムの例を複数紹介する（図1, 2, 3）[1]．

2 DSDの診断と検査

a. 病歴

　妊娠中の情報（たとえばホルモン製剤の服薬歴）はDSDの診断に役立つことがある．妊娠中における母体の男性化徴候はチトクロームP450 オキシドレダクターゼ（cytochrome P450 oxidoreductase: POR）異常症に特徴的である．また，子宮内発育遅延児に合併する胎盤低形成などの確認も重要である．胎盤機能が低下すると，胎盤由来ヒト絨毛性ゴナドトロピン（human chorionic gonadotropin: hCG）による精巣からのテストステロン（testosterone: T）分泌が低下し，尿道下裂の原因となる可能性がある．

b. 全身状態の評価

　多くの場合，DSDの子どもの生命予後は良好で，全身状態に問題を認めない．しかし，副腎疾患を伴う場合は，副腎不全徴候を呈することがある．そのため，DSDの子どもを診察する際は，全身状態，体重増加，哺乳力，副腎皮質刺激ホルモン（adrenocorticotropic hormone: ACTH）の上昇に起因する色素沈着などの臨床症状を評価し，副腎不全徴候の有無を鑑別することはとても重要である．

c. 外性器の診察方法

　DSD診断における外性器の診察は非常に重要である．視診と触診を行い，ambiguous genitaliaの存在およびその程度，色素沈着の有無などを確認する．外性器の評価にはステージ分類が有効だが（表1[2]，図4[3,4]），これらの分類法ではステージングを行いにくいDSDも存在する．

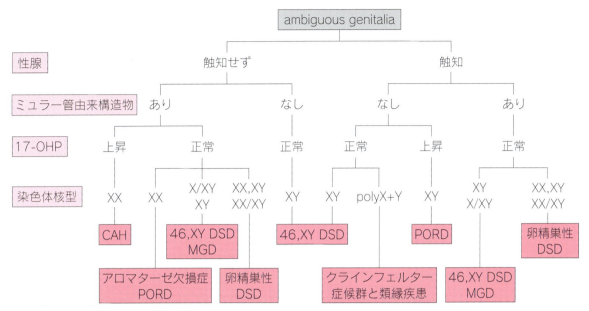

図 1 ▶ DSD 診断のアルゴリズム
CAH：21-水酸化酵素欠損症，3β-水酸化ステロイド脱水素酵素欠損症，11β-水酸化酵素欠損症，PORD：チトクローム P450 オキシドレダクターゼ異常症，MGD：混合性性腺異形成，17-OHP：17-ヒドロキシプロゲステロン．
（堀川玲子．性分化疾患の初期対応．日本小児科学会雑誌　2011；**115**：7-12 より一部改変）

1 男児の場合

① 陰茎の診察

伸展陰茎長および陰茎の幅をメジャーで測定する．伸展陰茎長の正常値は図5に示す[5]．外尿道口の部位，陰茎の屈曲の有無，亀頭の露出の有無を評価する．陰茎の腹面屈曲や亀頭の露出は尿道下裂の存在を示唆する．

② 陰囊の診察

陰茎前位陰囊，二分陰囊，陰囊の低形成（横しわの程度は男性化の程度に関連する．また，精巣が陰囊内にない場合は陰囊が一見小さく見えることがある）および陰囊の左右差の評価を行う．

③ 性腺の診察

精巣の有無，その位置，サイズ，硬度およびこれらの指標に左右差があるか評価を行う．

2 女児の場合

① 陰核の診察

陰核横径を評価する．陰核横径の正常値は表2に示す[6]．

② 陰唇の評価

Anogenital ratio を測定する（図6）．AF/AC 比が 0.5 以上の場合はアンドロゲン過剰を示唆する．

③ 腟の評価

腟口と外尿道口との位置関係を診察し，共通尿生殖洞の有無の確認を行う．

④ 性腺の評価

女性型の外性器の場合も触知可能な性腺が存在するかどうか診察する必要がある．

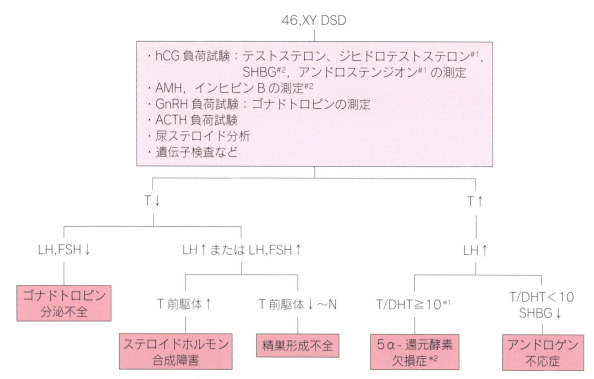

図2 ▶ 46,XY DSD 診断のアルゴリズム

*1：基準値はないため参考値．年齢によっては測定系の問題（胎児副腎産物との交差）があるので注意を要する．
*2：生化学的には早期診断が困難であるので，確定診断には遺伝子診断が必要である．
#1：保険未収載だが鑑別のため測定が望ましい．
#2：保険適応となっておらず，測定可能施設も限られるため，必須の検査ではない．
（堀川玲子．性分化疾患の初期対応．日本小児科学会雑誌 2011；**115**：7-12 より一部改変）

d. 血液・尿検査（表3）

1) 一般血液検査

　ナトリウムやカリウムなどの電解質の評価は，先天性副腎過形成症などの副腎疾患の診断に重要である．ナトリウムの低値やカリウムの高値を認めれば，鉱質コルチコイド（アルドステロン）不足に起因する可能性がある．また，低血糖は糖質コルチコイド（コルチゾール）不足に起因することもある．

2) コレステロール

　コレステロール合成障害であるスミス・レムリ・オピッツ症候群の鑑別に重要である．

3) 尿検査

　尿蛋白の評価は，デニス・ドラッシュ症候群のように早期に腎症状をきたす疾患の鑑別に重要である．しかし，尿所見に異常を認めない場合もあるため，注意が必要である．尿路奇形を伴う場合は，尿路感染の診断にも用いる．

4) ホルモン検査（表4[7]，5[8]）

　先天性副腎過形成症などの副腎疾患の診断のために，副腎皮質ステロイドである17-OHP（保険適応外），コルチゾール，アルドステロンなどの測定を行う．コルチゾールやアルドステロンを制御するACTHやレニン活性も測定する．性ステロイドであるテストステロンやエストラジオールも測定するが，新生児早期

② DSDの診断と検査

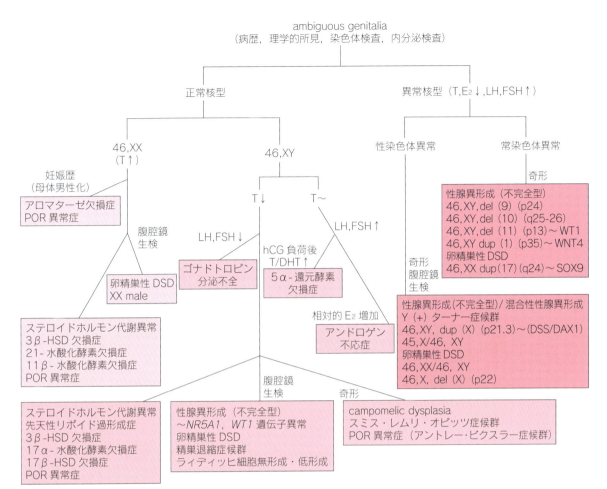

図3 ▶ 染色体核型を起点にしたDSD診断のアルゴリズム

3β-HSD欠損症：3β-水酸化ステロイド脱水素酵素欠損症，17β-HSD欠損症：17β-水酸化ステロイド脱水素酵素欠損症，POR異常症：チトクロームP450オキシドレダクターゼ異常症．

表1 ▶ external masculinization score（EMS）分類

点数	陰嚢形成	伸展陰茎長	尿道口	右性腺	左性腺
3	あり	正常	亀頭先端		
2.5					
2			亀頭腹側		
1.5				陰嚢内	陰嚢内
1			陰茎	鼠径部	鼠径部
0.5				腹部	腹部
0	なし	短い	陰嚢，会陰部	なし	なし

完全男性型は12点，完全女性型は0点．
(Ahmed SF, et al. The role of a clinical score in the assessment of ambiguous genitalia. BJU Int 2008；**85**：120-124 より一部改変)

a　Prader 分類

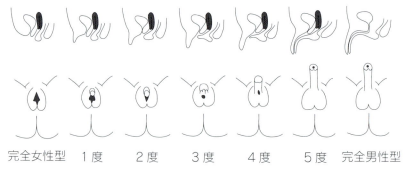

完全女性型　1度　2度　3度　4度　5度　完全男性型

b　Quigley 分類

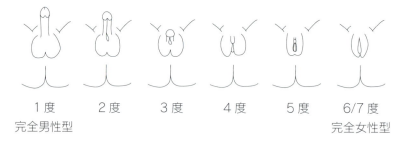

1度　2度　3度　4度　5度　6/7度
完全男性型　　　　　　　　　　　完全女性型

図4 ▶ 外性器のステージ分類
a：Prader 分類，先天性副腎過形成症などにおける女性型外性器の男性化の評価に有用．b：Quigley 分類，アンドロゲン不応症などにおける男性型外性器の男性化不全の程度の評価に有用．
(Prader A. Der Genitalbefund bein Pseudohermaphroditismus feminitus des kongenitalen adrenogenitalen Syndroms. Helv Paediatr Acta 1954；**9**：231-248, Quigley CA, et al. Androgen receptor defects：historical, clinical, and molecular perspectives. Endocr Rev 1995；**16**：271-321 より改変)

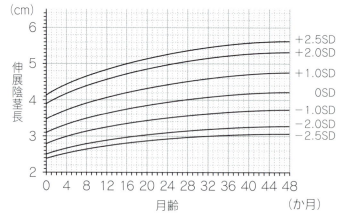

図5 ▶ 伸展陰茎長の正常値
(Ishii T, et al. A cross-sectional growth reference and chart of stretched penile length for Japanese boys aged 0-7 years. Horm Res Paediatr 2014；**82**：388-393 より一部改変)

表2 ▶ 陰核横径の正常値

	年齢	陰核横径（mm）
早産	25～32週*	5.6 ± 0.8
	33～36週*	5.1 ± 0.9
満期産	3～6日	4.4 ± 1.2
	21～26日	4.5 ± 1.3
	1か月	4.6 ± 1.3
	2か月	4.3 ± 1.1
	3か月	4.0 ± 1.0
	4～6か月	4.1 ± 1.1
	7～12か月	4.1 ± 1.1
	3歳	4.3 ± 1.1

*：計測は日齢3～6.
（横谷 進，他．未熟児・新生児・乳児・幼児における陰茎および陰核の大きさの計測 先天性内分泌疾患の早期発見にそなえて．ホルモンと臨床 1983；**31**：1215-1220 より一部改変）

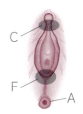

図6 ▶ Anogenital ratio の測定

AC は肛門から陰核基部までの距離，AF は肛門から陰唇小体までの距離を示す．AF/AC の基準値は乳児 0.37 ± 0.07SD，成人 0.36 ± 0.07SD である．0.5 以上の場合はアンドロゲン過剰を示唆する．

表3 ▶ 性分化疾患診断の際に行う血液・尿検査

	内容	項目
血液検査	一般	電解質，コレステロール
	副腎機能検査	ACTH，17-OHP*，コルチゾール，その他のステロイドホルモン*，レニン活性，アルドステロン
	性腺機能検査	LH, FSH, テストステロン，エストラジオール，AMH*
	染色体検査	G-banding, Y染色体（FISH法），SRY（FISH法），SRY-PCR*
	遺伝子検査*	*AR*, *SRD5A2*, *NR5A1*, *WT1* など
尿検査		一般検尿（尿タンパク），尿中ステロイド分析*

*：保険診療外検査あるいは研究的検査．
ACTH：副腎皮質刺激ホルモン，17-OHP：17-ヒドロキシプロゲステロン，AMH：抗ミュラー管ホルモン．

表4 ▶ 年齢と男子 AMH 値

	年齢	AMH (ng/mL)* (5～95%)
臍帯血		20.83 (7.46～47.87)
mini puberty	0.2～0.5	147.42 (105.46～271.74)
12か月	0.9～1.3	152.35 (55.62～196.70)
幼児	4.5～5.8	106.30 (55.62～187.97)

*：AMH 値は，文献 7）のデータを 1 pmol/L = 0.1408 ng/mL として換算した値
(Aksglaede L, et al.：Changes in Anti-Müllerian Hormone (AMH) throughout the Life Span：a population-based study of 1027 healthy males from birth (cord blood) to the age of 69 years. J Clin Endocrinol Metab 2010；**95**：5357-5364 より改変)

表5 ▶ 年齢と女子 AMH 値

	AMH (ng/mL)* 2.5～97.5%）
臍帯血	＜0.28 (0.28～2.18)
3か月	2.11 (0.63～4.15)
12か月	1.13 (0.42～2.66)
4歳	1.53 (0.27～5.52)

*：AMH 値は，文献 8）のデータを 1 pmol/L = 0.1408 ng/mL として換算した値
(Hagen CP, et al.：Serum levels of anti-Müllerian hormone as a marker of ovarian function in 926 healthy females from birth to adulthood and in 172 Turner syndrome patients. J Clin Endocrinol Metab 2010；**95**：5003-5010 より改変)

では胎児副腎や胎盤の影響のため，日常診療で用いられる方法（免疫化学的測定法）では，測定が不正確であることに注意が必要である．精巣のセルトリ細胞機能のマーカーとして AMH（保険適応外）を測定する．

5 尿中ステロイドプロファイル分析

ガスクロマトグラフ質量分析法を用いて尿中のステロイド代謝産物を網羅的に解析する方法である．新生児期や乳児期には胎児副腎が産生するステロイドと交差反応を示すため，日常臨床で用いられている免疫化学的測定法は不正確だが，質量分析法を用いた尿中ステロイドプロファイル分析では正確な評価が可能となる．随時尿でも評価でき，蓄尿がむずかしい新生児，乳幼児期でも侵襲なく検査が可能である．この方法により，21-水酸化酵素欠損症，POR異常症，11β-水酸化酵素欠損症などの診断が可能となる．幼児期以降では5α-還元酵素欠損症の診断も可能だが，新生児期前期には診断は困難とされている．新生児期後期・乳幼児期では，経時的に測定を行うことにより診断が可能な場合がある．なお，本検査は保険適応外検査である．

6 染色体検査

DSDの診断のためには，染色体検査が必要不可欠である．染色体の検査のなかには，染色体の構成をみるGバンド検査を行う．Y染色体の存在を確認するためにFISH法を用いて検査を行う（FISH-Y）．精巣への発生にかかわる重要な遺伝子である*SRY*遺伝子の有無をFISH法で確認する．*SRY*が陽性であることが，必ずしもY染色体が存在することを示唆しないことに注意が必要である．研究室レベルの解析だが，*SRY*遺伝子の存在をPCR法により迅速に評価する方法もある．

7 遺伝子検査

DSDの初期対応の際には，必ずしも必要ではないが，DSDの診断を確実に行うためには重要な検査である．ただ，遺伝子診断を行ってもすべてのDSDを診断できるわけではない．アンドロゲン不応症と5α-還元酵素欠損症の鑑別に用いられるhCG検査と尿中ステロイドプロファイル検査は新生児期には不正確であるため，新生児期における両疾患の鑑別には遺伝子診断が非常に有用である．ただ，遺伝子検査は保険収載されておらず，研究室レベルでの検査であり，迅速に対応できない場合もある．

❋e．負荷試験

1 hCG負荷試験

hCGは精巣のライディッヒ細胞に作用してTの産生を刺激する作用がある．この作用を利用して，精巣のテストステロン産生能の評価に用いる．hCGを3,000単位/m²で3日間投与（day1〜3）し，hCG負荷前およびday4〜6にTを測定する．Tが前値の2〜3倍，あるいは150 ng/dL以上に増加した場合を正常分泌と判断する．ただ，新生児期早期では干渉物質の存在により正確にTやジヒドロテストステロン（dihydrotestosterone: DHT）を測定できないこともある．同時にDHTを測定し，T/DHT比を計算することで完全型アンドロゲン不応症と5α-還元酵素欠損症の鑑別が可能な場合もある．Δ4-アンドロステンジオンを同時に測定することで，17β-水酸化ステロイド脱水素酵素欠損症の鑑別が可能な場合もある．ただ，DHT，アンドロステンジオンの測定は保険収載されていない．

2 hMG負荷試験

FSH作用を有するヒト閉経期ゴナドトロピン（human menopausal gonadotropin: hMG）を用いて行う．hMG製剤75〜150単位を5日間連日筋注し，開始前と最終注射24時間後に血中エストラジオールの測定を行う．しかし，新生児期，乳幼児期では卵巣が成熟していないため，hMGに対する反応性が無反応であっても卵巣機能不全とは必ずしも診断できないため注意が必要である．

3 LH-RH（GnRH）負荷試験

ゴナドレリン酢酸塩（LH-RH注）を $2.5\,\mu g/kg$ で静脈投与し，LH および FSH を経時的（30 分ごとに 2 時間）に測定する．ゴナドトロピン欠乏症では，LH および FSH は低反応を示し，テストステロン産生障害を伴う場合は過剰反応となる．

f. 画像検査

DSD の診断のためには，性腺や内性器の構造や位置情報は非常に重要である．これらの情報を得るためには，画像検査はとても有用な検査方法となる．

1 超音波検査

簡便で，子どもへの負担が少ない検査である．超音波検査で性腺の構造や位置，内性器の状態（特に子宮や腟などのミュラー管に由来する構造物の確認）の評価を行う．先天性副腎過形成症や副腎低形成症の鑑別のために副腎の超音波検査を行い，副腎のサイズの評価を行う．このように超音波検査は DSD の診断において非常に有用だが，共通尿生殖洞の評価を超音波検査で行うことはむずかしい．

2 MRI 検査

MRI 検査も超音波検査と同様，腹腔内の性腺および内性器に関する情報を得るために有用な検査である．超音波検査よりも詳細な結果を得ることができる場合もある．超音波検査と同様，共通尿生殖洞の評価はむずかしい．MRI 検査も，安全で，痛みがない検査だが，子どもが動いている状態ではよい画像を得られないため，一定の時間静止している必要がある．また，"MRI で描出できない"＝"存在しない"というわけではなく，性腺が小さな場合は MRI でも描出できない場合もあることに注意が必要である．

3 膀胱造影・腟造影

これらの検査は造影剤を用いて，尿路や腟の形態を評価する方法である．これらの検査で，ミュラー管に由来する構造物や尿道・膀胱の評価，共通尿生殖等の評価を行うことができる．安全な検査だが，X 線による軽度の被ばくがある．

4 腟内視鏡・膀胱内視鏡検査

これらの検査では，腟の有無，その大きさ，位置，また子宮口（子宮頸部）が存在するかを直接確認することができる．子宮口の存在は子宮の存在を強く示唆する．尿道，膀胱，共通尿生殖洞の評価をする際，とても有用な検査である．比較的安全な検査だが，全身麻酔を行う必要があるため，麻酔による一般的なリスクは伴う．また，熟練した小児泌尿器科医や小児外科医により行われることが多い．

5 腹腔鏡検査

全身麻酔で行われ，皮膚に小さな切開を行い，そこから内視鏡を腹腔内に入れて，性腺・内性器の形態を直接確認することができる．必要であれば性腺の生検，病理検査を行うことも可能である．病理検査により性腺に含まれている細胞（精巣成分なのか卵巣成分なのか，あるいはその混合なのか）の特徴を捉えることが可能となる．侵襲的な検査なので，予期せぬ合併症，性腺を誤摘除（性腺が特に小さな場合）する可能性がある．

文献

1) 堀川玲子．性分化疾患の初期対応．日本小児科学会雑誌　2011；**115**：7-12
2) Ahmed SF, et al. The role of a clinical score in the assessment of ambiguous genitalia. BJU Int 2000；**85**：120-124
3) Prader A. Der Genitalbefund bein Pseudohermaphroditismus feminitus des kongenitalen adrenogenitalen Syndroms. Helv Paediatr Acta　1954；**9**：231-248
4) Quigley CA, et al. Androgen receptor defects：historical, clinical, and molecular perspectives. Endocr Rev

1995 ; **16** : 271-321
5) Ishii T, et al. A cross-sectional growth reference and chart of stretched penile length for Japanese boys aged 0-7 years. Horm Res Paediatr 2014 ; **82** : 388-393
6) 横谷 進, 他, 未熟児・新生児・乳児・幼児における陰茎および陰核の大きさの計測 先天性内分泌疾患の早期発見にそなえて. ホルモンと臨床 1983 ; **31** : 1215-1220
7) Aksglaede L, et al. : Changes in Anti-Müllerian Hormone (AMH) throughout the Life Span : a population-based study of 1027 healthy males from birth (cord blood) to the age of 69 years. J Clin Endocrinol Metab 2010 ; **95** : 5357-5364
8) Hagen CP, et al. : Serum levels of anti-Müllerian hormone as a marker of ovarian function in 926 healthy females from birth to adulthood and in 172 Turner syndrome patients. J Clin Endocrinol Metab 2010 ; **95** : 5003-5010

〔川井正信〕

第1章：DSDとは

3 DSDの分類

　「1　性分化の過程」（p.1）で述べたように，DSDとは，性分化の3つのステップの過程の異常に起因して，染色体の性，性腺の性，内・外性器の性が非典型的な先天的な状態を指す．以前は，DSDを半陰陽やインターセックスなどのような用語を用いて分類，記載していたが，現在ではこのような言葉を用いない．本項では，性分化疾患の分類をローソン・ウィルキンス小児内分泌学会および欧州小児内分泌学会による性分化疾患管理における Consensus Statement に準じて記載する[1,2]．DSDは主として3種類，①性染色体異常に伴う性分化疾患（sex chromosome DSD），②46,XY 性分化疾患（46,XY DSD），そして③ 46,XX 性分化疾患（46,XX DSD）に分類される（表1）．

❶ 性染色体異常に伴うDSD

✿ a. ターナー症候群

　ターナー症候群（Turner syndrome）は，1つのX染色体を完全に有し，もう一方のX染色体の全部あるいは一部を欠失することに起因する染色体異常症のことである．代表的な染色体核型は 45,X だが，それ以外にも iso（Xq），Xp−，およびこれらを含む種々のモザイクなど様々な核型を認める．診断の時期としては，新生児期，小児期，思春期，いずれの時期にも見つかるが，それぞれの時期で発見の契機は異なることが多い．新生児期には心疾患やリンパ管浮腫で発見されることが多い．小児期以降は，低身長の原因精査で診断されることが多くなる．思春期以降では，二次性徴未発来，無月経などで診断される．ターナー症候群と診断された場合は，低身長や原発性性腺機能低下症の治療を行うが，合併症の精査も併せて行う．特に心疾患（大動脈縮窄，大動脈二尖弁，成人期には大動脈拡張／解離），腎疾患（馬蹄腎・重複腎盂尿管，水腎症），難聴などの評価を行う．特徴的な身体徴候（翼状頸，外反肘，高口蓋，楯状胸など）を伴う場合もあるが，低身長以外の症状を示さない場合もある．染色体核型にY成分を含む場合は，性腺腫瘍のリスクを減らすために予防的性腺摘除が勧められている．

✿ b. クラインフェルター症候群

　X染色体を2本以上，Y染色体を1本以上もつ男性性腺機能低下症で，代表的な核型は 47,XXY である．500〜700出生に1人の割合とされ，頻度の高い疾患である．高率に無精子症を合併し，男性不妊の原因となる．無精子症以外に症状を示さない患者も多くいる．停留精巣や小陰茎を認める場合は，その治療を行う．小児期には，比較的高身長，やせ型の体型を認めることが多く，診察所見では硬く・比較的小さな精巣を認める．二次性徴は通常に発来するが，その後の発達は不完全のことが多い．高率に女性化乳房を合併する．糖尿病，甲状腺疾患，悪性腫瘍（小児期：縦郭腫瘍，成人期：乳癌）の合併が多く，その評価・フォローも必要となる．

✿ c. 混合性性腺異形成

　混合性性腺異形成（mixed gonadal dysgenesis：MGD）は，古典的には片側が異形成精巣（dysgenetic testis）で対側が索状性腺（streak gonad）を示す状態を指すが，実際には性腺の表現型は多様であることがわかっている．代表的な染色体核型は 45,X/46,XY である．性腺，内・外性器の表現型に左右差を認める代表的な疾患である．外性器の表現型は多様だが，新生児期に ambiguous genitalia で見つかり，DSDの初期対応が必要となる症例も存在する．

表1 ▶ DSDの分類

性染色体異常に伴う性分化疾患 (sex chromosome DSD)	46,XY 性分化疾患 (46,XY DSD)	46,XX 性分化疾患 (46,XX DSD)
A：45,X（ターナー症候群など）	A：性腺（精巣）分化障害 1：完全型性腺異形成（スワイヤー症候群） 2：部分型性腺異形成 3：精巣退縮症候群 4：卵精巣性（ovotesticular）DSD 5：奇形	A：性腺（卵巣）分化障害 1：卵精巣性（ovotesticular）DSD 2：精巣発生異常 testicular DSD（SRY+, dupSOX9 など） 3：性腺異形成症
B：47,XXY（クラインフェルター症候群など）	B：アンドロゲン合成障害・作用 1：アンドロゲン生合成障害 　1. 先天性リポイド過形成症 　2. 17α-水酸化酵素欠損症 　3. 3β-HSD 欠損症 　4. POR 異常症 　5. SLO 症候群 　6. 5α-還元酵素欠損症 　7. 17β-HSD 欠損症 2：アンドロゲン作用障害 　1. アンドロゲン不応症（完全型，部分型） 　2. LH 受容体異常症（ライディッヒ細胞低形成・無形成） 　3. AMH および AMH 受容体異常症（ミュラー管遺残症候群）	B：アンドロゲン過剰 1：胎児性 　1. 21-水酸化酵素欠損症 　2. 11β-水酸化酵素欠損症 　3. 3β-HSD 欠損症 2：胎児胎盤性 　1. アロマターゼ欠損症 　2. POR 異常症 3：母体性（luteoma, 外因性）
C：45,X/46,XY（混合性性腺異形成, 卵精巣性〈ovotesticular〉DSD） D：46,XX/46,XY（キメラ, 卵精巣性〈ovotesticular〉DSD）	C：その他 1：尿道下裂, 総排泄腔外反症 2：その他	C：その他 1：MRKH症候群, MURCS症候群, 総排泄腔外反症, 腟閉鎖 2：その他

3β-HSD 欠損症：3β-水酸化ステロイド脱水素酵素欠損症, POR 異常症：チトクローム P450 オキシドレダクターゼ異常症, SLO：スミス・レムリ・オピッツ症候群, 17β-HSD 欠損症：17β-水酸化ステロイド脱水素酵素欠損症, AMH：抗ミュラー管ホルモン, MRKH 症候群：メイヤー・ロキタンスキー・キュスター・ハウザー症候群.
(Hughes IA, et al. LWPES/ESPE Consensus Group: Consensus statement on management of intersex disorders. Arch Dis Child 2006；**91**：554-563 より改変)

❷ 46,XY DSD（表2）[3]

　46,XY DSD とは，染色体は 46,XY だが，内性器や外性器の発達が 46,XY 個体がとる典型的な道筋をたどらなかった場合を指す．46,XY DSD をきたす疾患は大きく分けて，①精巣への分化に問題がある場合，②男性ホルモンの産生および作用に問題がある場合，③それ以外の 3 種類に分けることができる．最近の研究の発展により 46,XY DSD の原因となる遺伝子異常が数多く発見されてきているが，原因が判明しない症例も数多く存在する．

a. 精巣への分化に問題がある場合

　主として未分化性腺から精巣への分化の障害に起因する．病態としては，完全型性腺異形成（complete

表2 ▶ 46,XY DSDの原因遺伝子

遺伝子	遺伝子座位	遺伝形式	性腺	ミュラー管由来構造物	外陰部	疾患・その他の徴候
WT1	11p13	AD	精巣異形成	+/-	F, A, or H	ウィルムス腫瘍，腎疾患，性腺腫瘍（WARG症候群，デニス・ドラッシュ症候群，フレイジャー症候群）
NR5A1 (SF1)	9p33.3	AD/AR	精巣異形成	+/-	F,A,H	重症例では副腎不全
GATA4	8p23.1	AD	精巣異形成	-	F,A,H/Micro	心奇形
ZFPM2 (FOG2)	8q23.1	AD	精巣異形成	-		
CBX2	17q25.3	AR	卵巣	+	F	
SRY	Yp11.3	Y	精巣異形成/卵精巣	+/-	F,A	
SOX9	17q24-q25	AD	精巣異形成/卵精巣	+/-	F,A	campomelic dysplasia
MAP3K1	5q11.2	AD	精巣異形成	+/-	F,A,H/Micro	
DMRT1	9q24.3	AD	精巣異形成	+	F	
DMRT1	9q24.3	Monosomic deletion	精巣異形成	+/-	F or A	精神遅滞
TSPYL1	6q22.1	AR	精巣異形成	-	F,A	乳児突然死
DHH	12q13.1	AR	精巣異形成	+	F	神経障害
ATRX	Xq13.3	X	精巣異形成	-	F, A, or M	αサラセミア，精神発達遅滞
ARX	Xp22.13	X	精巣異形成	-	A	X連鎖性滑脳症，てんかん，体温調節障害
NR0B1 (DAX1)	Xp21.3	dupXp21	精巣異形成/卵巣	+/-	F or A	
WNT4	1p36.12	dup1p35	精巣異形成	+	A	精神遅滞
LHCGR	2p16.3	AR	精巣	-	F, A, or Micro	ライディッヒ細胞低形成・無形成
DHCR7	11q13.4	AR	精巣	-	様々	スミス・レムリ・オピッツ症候群
STAR	8p11.2	AR	精巣	-	F, A, or Micro	先天性リポイド過形成症
CYP11A1	15q24.1	AR	精巣	-	F or A	先天性副腎過形成症
HSD3B2	1p13.1	AR	精巣	-	A	先天性副腎過形成症
CYP17A1	10q24.3	AR	精巣	-	F, A, or Micro	先天性副腎過形成症
POR	7q11.2	AR	精巣	-	M or A	アントレー・ビクスラ―症候群
CYB5A	18q22.3	AR	精巣	-	A or H	メトヘモグロビン血症
AKR1C2 (AKR1C4)	10p15.1	AR (? digenic)	精巣	-	様々	
HSD17B3	9q22.23	AR	精巣	-	F/A	思春期の部分男性化
SRD5A2	2p23.1	AR	精巣	-	F, A, Micro, or M	5α-還元酵素欠損症
AR	Xq12	X	精巣	-	F, A, Micro, or M	アンドロゲン不応症
AMH	19p13.3	AR	精巣	+	M	ミュラー管遺残症候群
AMH receptor	12q13.13	AR	精巣	+	M	ミュラー管遺残症候群

AD：autosomal dominant, AR：autosomal recessive, A：ambiguous, F：female, H：hypospadias, M：male, Micro：micropenis.
(Melmed S, et al.（eds）. Williams Textbook of Endocrinology 13th ed. Elsevier, 2015；915-917より一部改変)

gonadal dysgenesis〈CGD〉，スワイヤー症候群），部分型性腺異形成（partial gonadal dysgenesis：PGD），精巣退縮症候群や卵精巣性DSDに分類できる．CGDでは，外性器は完全女性型でミュラー管由来の構造物も認める．PGDでは，抗ミュラー管ホルモン（anti-Müllerian hormone: AMH）やテストステロンは部分的に作用するため，内性器・外性器とも幅広い表現型を示す．最近では，CGDあるいはPGDの原因（遺伝子異常）が明らかになってきている．

1 *NR5A1*（*SF1*）遺伝子

SF1タンパク質は未分化性腺の発生，精巣の分化，精巣機能の調節など多くの役割をもっており，その異常により46,XY個体における男性化障害をきたす．SF1タンパク質をコードする遺伝子が*NR5A1*遺伝子である．SF1異常症の表現型は幅広く，女性型の外性器を呈する症例から，男性不妊まで様々である．新生児期にambiguous genitaliaで見つかる症例だけでなく，社会的女児において，思春期に男性化徴候が出現し発見される場合もある（陰核肥大の進行や鼠径部に精巣様構造物がある場合には鼠径部の腫瘤の増大など）．最近では，*NR5A1*遺伝子の異常は，46,XX個体におけるDSDの原因となることも判明している．*NR5A1*遺伝子は副腎の発生にもかかわるため，副腎不全を合併する可能性があるが，その頻度はかなり低いことがわかっている．

2 *WT1*遺伝子

① フレイジャー症候群

*WT1*遺伝子はalternative splicingによりリジン-スレオニン-セリン（KTS）の3つのアミノ酸を有するもの（+KTS）と有しないもの（-KTS）が一定の比率で産生されている．しかし，フレイジャー症候群では，*WT1*遺伝子のイントロン9のスプライスドナーサイトのヘテロ接合性の点変異により，+KTSアイソフォームが産生されず，この比率が変化することがわかっている．WT1タンパク質の+KTSアイソフォームは*SRY*遺伝子の誘導にかかわるため，この比率の低下は46,XY個体における男性化障害の原因となる．典型的には，外性器は完全女性型で，子宮などのミュラー管に由来する構造物を認める．通常は幼児期にネフローゼ症候群を発症し，思春期に腎不全に進行する．性腺は索状性腺で，gonadoblastomaなどの性腺腫瘍の合併率が高いため，予防的性腺摘出が勧められている．社会的性別は通常は女児で，二次性徴の欠如により診断される場合もある．二次性徴の誘導には，女性ホルモンの投与が必要となる．

② デニス・ドラッシュ症候群

*WT1*遺伝子のヘテロ接合性のミスセンス変異で起こる．この変異に由来するWT1タンパク質は，優性阻害効果を有しており正常WT1タンパク質の機能を阻害する．本疾患では，精巣を有していることが多く，多くの児の養育性は男性である．しかし，完全女性型の外性器を示す場合もあり，幅広い表現型を示すことが知られている．乳児期にネフローゼ症候群を発症し，急速に腎不全に進行する．ウィルムス腫瘍を合併するため，定期的な画像検査（腹部超音波検査など）でのフォローが必要である．

3 *SRY*遺伝子

性分化臨界期に発現する遺伝子で，未分化性腺を精巣へと分化させる過程で重要な働きをしている．その作用の1つが*SOX9*遺伝子の発現を誘導することである．この*SRY*遺伝子の変異により，完全型性腺異形成を生じる．

4 *SOX9*遺伝子

*SOX9*遺伝子は，未分化性腺が精巣に分化する際に重要な遺伝子である．SRYによりその発現が誘導される．*SOX9*遺伝子は，軟骨の分化においても重要な働きを有しているため，その異常はcampomelic dysplasiaの原因となる．染色体核型が46,XYの症例では，約75％に性腺異形成を生じる．外性器の所見は，ambiguous genitaliaを呈するが，完全男性型あるいは完全女性型を呈するような症例もある．

b. 男性ホルモンの産生および作用に問題がある場合

　男性ホルモンの作用の低下に起因する ambiguous genitalia を呈する．AMH の分泌は正常なので，女性型内性器は形成されない．

1　男性ホルモンの産生異常

　男性ホルモンの産生にかかわる遺伝子の異常に起因する．副腎におけるステロイド合成も障害を受けるため，副腎皮質ホルモンの産生の異常を伴う．

① 先天性リポイド過形成症

　StAR タンパク質（steroidogenic acute regulatory protein）をコードする *STAR* 遺伝子の異常に起因する．副腎および性腺のステロイドはコレステロールより産生されるが，StAR タンパク質に異常を認めるとコレステロールのミトコンドリア内膜への輸送を行うことができなくなり，副腎および精巣において，男性ホルモンを含むステロイドホルモンの産生が低下する．症状の重篤な古典型では，副腎不全症状に加え，46,XY 個体では男性ホルモンが産生できずに女性型の外性器を示す．より軽症の非古典型では，外陰部は ambiguous genitalia をきたす．

② 17α-水酸化酵素欠損症

　17α-水酸化酵素をコードする *CYP17A1* 遺伝子の異常に起因する．性腺と副腎で，プレグネノロンから 17-OH プレグネノロンへの変換が阻害され，男性ホルモンが産生できない．そのため，46,XY 個体において外性器の男性化不全を示す．外性器の男性化不全の程度は，男性化障害が軽度の症例から完全女性型を示すような症例まで幅広いことが知られている．また，副腎において鉱質コルチコイド（アルドステロン）の産生が過剰となるため，高血圧や低カリウム血症を認める．糖質コルチコイド（コルチゾール）の産生も低下するが，過剰なコルチコステロンがコルチゾールの作用低下を代償するために副腎不全症状は起こりにくいことが知られている．

③ 3β-水酸化ステロイド脱水素酵素欠損症

　3β-水酸化酵素をコードする II 型 3β-HSD 遺伝子の異常に起因する．この遺伝子は，性腺と副腎で発現し，Δ5 型のステロイド（dehydroepiandrosterone〈DHEA〉）をΔ4 型ステロイド（アンドロステンジオン）に変換する．そのため，この遺伝子の異常は精巣でテストステロン産生の低下を引き起こし，その結果 46,XY 個体において男性化障害をきたす．外陰部の男性化障害の程度は，完全女性型から軽度の男性化障害まで幅広い．本疾患は，46,XX DSD の原因にもなる．過剰となった副腎アンドロゲンが副腎外の組織に発現している I 型 3β-HSD の作用によりアンドロゲンに変換されるため，46,XX 個体では，軽度の男性化を認める．本来であれば，46,XX DSD の項（p.21）にも記載すべきだが，便宜上 3β-水酸化ステロイド脱水素酵素欠損症の項に記載する．

④ チトクローム P450 オキシドレダクターゼ異常症

　チトクローム P450 オキシドレダクターゼ（cytochrome P450 oxidoreductase: POR）の異常に起因する．このタンパク質は，17α-水酸化酵素，21-水酸化酵素，アロマターゼの活性に関与しており，その機能異常によりこれらの酵素活性が低下する．その結果，性腺および副腎でのステロイド産生が影響を受ける．46,XY 個体では，アンドロゲン産生障害により外性器の男性化不全を示す．また，46,XX 個体では，過剰の 17-OHP が backdoor 経路によりジヒドロテストステロン（dihydrotestosterone: DHT）へと変換され，その結果外性器の男性化をきたす．また，胎盤でアロマターゼの作用が低下しているため，胎盤においてアンドロゲンをエストロゲンに変換できないため，母体の男性化徴候をきたす．46,XY および 46,XX 個体ともに，思春期の遅発や欠如をきたす．骨病変や鎖肛などの奇形を伴うこともあり，副腎皮質機能低下，DSD に頭蓋・顔面・四肢の奇形を伴う場合は，アントレー・ビクスラー症候群とよばれる．

⑤ スミス・レムリ・オピッツ症候群

ステロイドホルモンはコレステロールから合成されるが，スミス・レムリ・オピッツ症候群ではコレステロール産生が低下しており，結果男性ホルモンの産生が低下し，46,XY 個体において ambiguous genitalia を呈する．原因は，ステロイドコレステロール合成の最終段階である 7- デヒドロコレステロール還元酵素をコードする DHCR7 遺伝子の変異である．ambiguous genitalia 以外にも，小頭症，精神遅滞，特徴的顔貌，難治性てんかん，口蓋裂，合趾（第二趾と第三趾）など多彩な症状を呈する．副腎皮質ホルモンの合成も低下する場合もあり，その場合は副腎皮質ステロイドホルモンの補充療法が必要となる．

⑥ 5α- 還元酵素欠損症

テストステロンを DHT に変換する酵素である 5α- 還元酵素 2 型をコードする SRD5A2 遺伝子の異常に起因する．外性器の分化に重要な DHT の産生が低下するため，外性器の男性化が不十分となる．その低下の程度により，完全女性型を呈する症例もあれば，ambiguous genitalia として発見される症例もある．テストステロンの作用は正常であるため，男性内性器の分化・発達は正常である．精巣は，陰嚢まで降下している場合もあるが，停留精巣を示す場合もある．本疾患で女児を選択し，精巣を温存した場合は，思春期に男性化徴候をきたす．本疾患では，脳は胎児期に男性ホルモンの曝露を受けるので，脳は男性化すると考えられる．そのため，本疾患で男児を選択した場合には，性別違和を示すことはほとんどないが，女児を選択した場合は性別違和の可能性があることに注意が必要である．

⑦ 17β- 水酸化ステロイド脱水素酵素欠損症

HSD17B3 遺伝子の異常により発症する．アンドロステンジオンからテストステロンの産生が障害されるため，46,XY 個体において男性化障害を呈する．男性化障害の程度は多様である．AMH の産生は正常であるため，ミュラー管に由来する構造物（子宮など）は存在しない．思春期に男性化が進行する．

2 男性ホルモンの作用異常

① アンドロゲン不応症（androgen insensitivity syndrome: AIS）

アンドロゲン受容体（androgen receptor: AR）遺伝子の異常により生じる．アンドロゲンとは男性ホルモンのことだが，この受容体の異常により男性ホルモンの作用障害が生じる．前述のように，男性ホルモンは男性の内性器・外性器の性分化に重要な役割を果たしており，46,XY 個体において男性化障害の原因となる．精巣が分泌する AMH は正常であるためミュラー管は退縮し，子宮などの女性型内性器は認めない．アンドロゲン受容体の機能の低下の程度により，完全型，部分型，軽症型に分類される．

② 完全型 AIS（complete AIS: CAIS）

新生児期から幼児期にかけて，外陰部の精巣様腫瘤の触知や鼠径ヘルニアで発見される場合と，思春期に無月経で発見される場合が多い．精巣を温存すれば，思春期相応時期に精巣から産生されたテストステロンが体内で女性ホルモン（エストロラジオール）に変換され，二次性徴（乳房腫大）が開始する．しかし，乳房の発育は十分でないことが多い．アンドロゲン受容体は機能していないので，陰核肥大などの男性化徴候をきたすことはない．しかし，子宮が存在しないため，月経は起きない．そのため，無月経で発見される．また，陰嚢の発生にはアンドロゲン作用が必要なため，陰毛は認めないか，認めた場合も薄くまばらな感じとなる．脳の男性化は起きていないので，性自認は女性である．性腺を温存した場合は，性腺腫瘍の発生に注意が必要である．思春期以降に性腺摘出を含めた治療を考慮することになる．しかし，性腺腫瘍の正確な発症率は不明である．多くの場合，遺伝子検査で AR 遺伝子の異常を認める．

③ 部分型 AIS（partial AIS: PAIS）

アンドロゲン作用が部分的に低下しているため，外性器は ambiguous genitalia を示すが，女性に近い形（陰核肥大）から男性に近い形（尿道下裂のみ）と幅広い．養育性は男性と女性の両方の選択がありえ

る．どちらの性別を選択しても，将来的に性別違和が生じる可能性が考えられる．遺伝子診断で *AR* 遺伝子異常が判明する確率は 30% 程度とされている．

❀ c．その他

1 総排泄腔外反症

臍帯ヘルニアの下方中心に外反した回盲部が存在し，その両側に二分した膀胱が外反して存在する．種々の奇形，たとえば，鎖肛，腎奇形，脊髄髄膜瘤，下肢奇形などを合併する．内・外性器異常を合併し，性別判定が困難な症例が存在する．46,XY 個体において女児を選択した場合，性別違和の可能性が低くないため，性別判定の際は注意が必要である．

❸ 46,XX DSD（表 3）[3]

46,XX DSD とは，染色体は 46,XX だが，内性器や外性器の発達が典型的な女児がとる道筋をたどらなかった場合をいう．46,XX DSD をきたす疾患は大きく分けて，a．卵巣への分化に問題を認める場合，b．男性ホルモン過剰の場合，c．それ以外に分けられる．

❀ a．卵巣への分化に問題を認める場合

46,XX 個体において，性腺異形成や精巣への分化を認めた場合が該当する．精巣成分から AMH やアンドロゲンが分泌された場合，46,XX 個体において男性化を生じる．

1 卵精巣性 DSD

卵精巣性 DSD とは，同一個体において精巣組織（精細管構造の存在）と卵巣組織（成熟卵胞の存在）の両方が存在する状態を指す．精巣組織と卵巣組織が同一性腺に共存する場合，この性腺を卵精巣とよぶ．一側が精巣で対側が卵巣の組合せ，一側が精巣または卵巣，そして対側が卵精巣，両側とも卵精巣の組合せなど性腺の組合せは多様である．染色体核型は 46,XX の核型が一番多いが，それ以外にも 46,XY，46,XX/46,XY など様々な核型で生じる．便宜上，46,XX DSD の項に記載している．内・外性器の表現型は多様で，診断には性腺の病理所見は重要である．

❀ b．男性ホルモン過剰の場合

46,XX DSD のほとんどが，先天性副腎過形成症（主として 21- 水酸化酵素欠損症）に起因する．副腎疾患は生命予後に悪影響を及ぼしうるため，迅速な鑑別が必要である．

1 21- 水酸化酵素欠損症

21- 水酸化酵素（*CYP21A2*）遺伝子の異常に起因する．17-OHP を 11-DOF に変換できないため，コルチゾールとアルドステロンが合成できない．また，副腎アンドロゲンの産生が過剰となるため，46,XX 個体において外性器の男性化を認める．本疾患における男性化の機序では，backdoor pathway とよばれる経路により，17-OHP から DHT が産生される経路の重要性が指摘されている．性自認はほとんどが女性であり，養育性は女児とすることが妥当と考えられている．

2 11β- 水酸化酵素欠損症

11β- 水酸化酵素（*CYP11B1*）遺伝子の異常に起因する．この酵素は副腎で 11- デオキシコルチゾール（11-DOC）からコルチゾール，DOC からコルチコステロンへの変換を媒介している．この酵素の機能低下により，コルチゾールの産生が低下するとともに，副腎アンドロゲンの産生が亢進する．そのため，46,XX 児において外性器の男性化を認める．DOC は弱い鉱質コルチコイド作用を有するため，本疾患では塩喪失症状を認めない．

表3 ▶ 46,XX DSD の原因遺伝子

遺伝子	遺伝子座位	遺伝形式	性腺	ミュラー管由来構造物	外陰部	疾患・その他の徴候
SRY	Yp11.3	Translocation	精巣異形成/卵精巣	−	M or A	
SOX9	17q24	dup17q24 deletion of regulatory region	Not determined	−	M or A	
SOX3	Xq27.1	dupXq27 deletion of regulatory region	精巣	−	M	
RSPO1	1p34.3	AR	精巣/卵精巣	−	M	掌蹠角化症, 扁平上皮癌
WNT4	1p36.12	AR	精巣/卵精巣	−	M or A	SERKAL 症候群
HSD3B2	1p13.1	AR	卵巣	+	陰核肥大	先天性副腎過形成症
CYP21A2	6p21.33	AR	卵巣	+	A, まれに Prader V	先天性副腎過形成症
CYP11B1	8q24.3	AR	卵巣	+	A, まれに Prader V	先天性副腎過形成症
POR	7q11.23	AR	卵巣	+	F or A	母体男性化, アントレー・ビクスラー症候群
CYP19	1015q21.2	AR	卵巣	+	A	母体男性化
GR (NR3C1)	5q31.3	AR	卵巣	+	F or A	思春期の部分男性化

AR：autosomal recessive, A：ambiguous, F：female, M：male.
(Melmed S, et al. (eds). Williams Textbook of Endocrinology 13th ed. Elsevier, 2015；915-917 より一部改変)

3 3β-水酸化ステロイド脱水素酵素欠損症

46,XY DSD の項を参照（p.19）.

4 チトクローム P450 オキシドレダクターゼ異常症

46,XY DSD の項を参照（p.19）.

📕 文献

1) Hughes IA, et al. LWPES/ESPE Consensus Group: Consensus statement on management of intersex disorders. Arch Dis Child 2006；**91**：554-563
2) 緒方 勤, 他. 性分化異常症の管理に関する合同見解. 日本小児科学会雑誌 2008；**112**：565-578
3) Melmed S, et al. (eds). Williams Textbook of Endocrinology 13th ed. Elsevier, 2015；915-917

（川井正信）

第2章：DSDの臨床管理（本人，養育者，医療者への対応）

1 新生児期に診断された場合

① Ambiguous genitaliaは新生児期にどのように評価し診断するのか（初期対応）

以下にポイントを示す[1,2]．
- 「性分化疾患初期対応の手引き」に即して対応する．
- 医学的診断に加えて性別判定への提言が必要になり，社会的緊急疾患として扱う．
- 性別判定はその人の一生を左右する大きな事象であり，また家族にとって児の性別が決まらないことは大きな混乱をもたらし愛着形成に支障をきたす可能性もあるため，科学的であると同時に，家族の気持ちに寄り添った慎重かつ迅速な対応が必要である．

a．分娩施設での初期対応

まず分娩施設での対応として，性別に対する家族からの質問に対して，医療関係者は，「男か女かわからない」，「不完全」，「異常」などという表現は避け，その場で最も可能性のある性別を安易に告げないように注意する必要がある．説明時の表現としては，「外性器の成熟が遅れている」という表現を用いることで，児および家族の社会的不利益を最小限にとどめることが重要である．「未熟」という言葉も，負のイメージを家族がもつ可能性があり，「成熟が遅れている」という表現のほうがより適切である．そのうえで，診断や性別については「色々な検査を行ったうえで判断しましょう」と説明する．

DSDは経験豊富な施設で取り扱われるべき社会的緊急疾患であるため，専門施設への転院を考慮する．その場合は，「より専門施設で検査を行ったうえで判断しましょう」と説明を行う．

b．専門施設での初期対応

当センターでは，1991年小児医療部門の開設時に，内分泌科と泌尿器科が合同でambiguous genitaliaを呈する児の社会的性を判定する集学的チームである性別判定会議（gender assignment committee）を院内に作り活動を始めた．この会議の目的は，出生後の性告知に難渋する社会的性の判定に関する提言や，すでに決定された社会的性が現況に合わない場合の性転換に関する提言である．性別判定会議の常任構成メンバーは，内分泌科医，泌尿器科医，放射線科医，遺伝科医，児童精神科（子どものこころ診療科医），DSD担当看護師，臨床心理士，ソーシャルワーカー，遺伝カウンセラーである．これに，主治医・関連部門である新生児科主治医，産科主治医，小児外科医，助産師，病棟担当看護師らが加わる．

当センターでのambiguous genitaliaの児の診断と流れを図1に示す[3]．ambiguous genitaliaの児への対応として，まず，主治医（新生児科医師）は，分娩施設での初期対応と同じく，家族からの性別に対する質問に対して「男か女かわからない」などという表現は避け，「外性器の成熟が遅れている」などと言葉を慎重に選び説明し，性別判定に必要な検査を行うための同意を得る．先天性副腎過形成症などの副腎疾患でなければ，児は健康であるということを強調し，家族の安心を得て，児への愛着が形成されるように配慮する．家族への検査結果の説明は，性別決定を判断するために必要な結果が得られた時点でまとめて行うことをあらかじめ説明しておく．通常，父親は仕事があるため，結果説明日をあらかじめ設定しておくのも1つの方法である．染色体検査は結果が判明するのに時間がかかるため，検査会社に連絡を取り，結果が判明する日を確認しておくと説明日の設定がしやすい．出生届の期限も考慮に入れ説明日の設定を行う．結果を少しずつ話す方法もあるが，家族の混乱を招く可能性もあり，当センターでは行っていない．

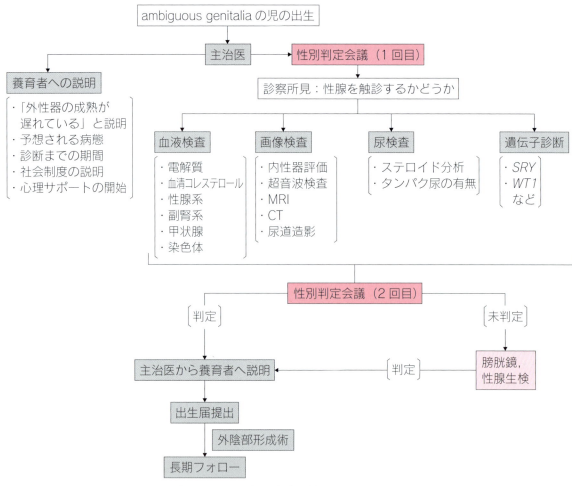

図1 ▶ ambiguous genitalia を有する児の診断と治療の流れ
(位田 忍. 3 性別判定. 大阪府立母子保健総合医療センター（編） 性分化疾患ケースカンファレンス. 診断と治療社, 2014；15-18 より改変)

ただ，生命にかかわる副腎疾患が否定された場合は，家族の安心を得るためにその部分の説明を先に行うこともある．

診察では，まず外性器の状態（性腺を触診するかどうかを含めて）を中心に全身の診察を行ったうえ，内性器に関しては，超音波検査やMRIで子宮や腟，卵巣，精巣の有無をチェックする．さらに，血液検査で電解質，血清コレステロール，性腺系の検査（LH, FSH, テストステロン, エストラジオール），副腎系の検査（コルチゾール，ACTH, 17-OHP, AMH），甲状腺の検査（FT_4, FT_3, TSH），染色体検査（G-banding, FISH-Y, FISH-SRY）を行う．性別判定を必要とする児が生まれた場合は，主治医（新生児科医師）が各医師に連絡し，可及的速やかに性別判定会議を招集する．性別判定会議では，その時点で判明している各種結果を検討協議し，主治医（新生児科医師）はそれをもとに，予想される病態，診断確定までに要する時間，出生届や社会保険などの社会制度上の要項について養育者へ説明を行う（できるだけ養育者が揃った状態で説明する）．また，家族内で誰の責任であるかという議論にならないように，特に産褥期の母親のメンタリティーに配慮し，母親が周囲から責められることのないように十分に説明し，臨床心理士によるカウンセリングを含め，家族全体に対する精神面でのサポートも開始する．

その後，性別判定に必要な検査結果がすべて出揃った時点で（通常1～2週間程度），2回目の性別判定会議で再度，総合的に病態を検討する．社会的性（養育上の性）を検討する場合には，性染色体（遺伝子）の性，性腺，内・外性器の性を重視し，できるだけそれらに一致する性を検討する．この時点で性別の判定が困難な場合は，外科的に膀胱鏡検査や性腺生検を行い，性腺の視診と病理診断により男女どちらへの分化であるかをみて性別の判断材料とし，これらの検討結果をもとに主治医（新生児科医師）に対し性別判定に関する提言を行う．主治医（新生児科医師）は養育者に対して丁寧に繰り返しこの結果を説明し，家族が性別を判定するに十分な情報を提供する．出生届には期限があるが，家族の気持ちに寄り添い，必要であれば判定を保留してでも，考える時間を確保することも大切である．家族が性別を選択されたあと，速やかに出生届を発行する．家族の気持ちが落ち着き，児の受容に問題がないと判断されれば，今後のサポートも含め長期にわたってのフォローが必要であることを説明する．特に，定期的に家族の疾患理解の確認を繰り返し行うこと，また児本人に対する疾患の説明を今後どのようなスケジュールで行っていくのかも併せて説明する．また，今回選択した性別は絶対ではなく，将来本人の意思で性別を変えることが可能であることを伝えておく．

　出生届には名前と性別が必須項目であり，医療費の支払いには社会保険制度が必要でそのためには戸籍が必要である．戸籍は出生後14日以内に市区町村に提出しなければならないが，ソーシャルワーカーを通じて市区町村の戸籍係担当者に直接事前に情報を伝えてもらっておくことも家族のサポートになる．性別を判定中である旨を記入して届け出れば，性別は判定後に追完届を出すことができる．いったん提出された戸籍の変更はできるが，修正したことが残ってしまうことも考慮する必要がある．

c. 専門施設への転院が困難な場合の初期対応

　ambiguous genitaliaの児に対応できる専門施設は現況まだそれほど多くないため，搬送等の対応がむずかしい場合も予想される．その際は，外性器の写真や検査結果を専門施設へメールなどで送り，相談が可能である．また日本小児内分泌学会では，性分化・副腎疾患委員会が中心となって学会員を対象としたDSDの相談窓口を設けており，学会員と連携して利用することが可能である[1]．

文献

1) 日本小児内分泌学会性分化委員会, 厚生労働科学研究費補助金難治性疾患克服研究事業・性分化疾患に関する研究班. 性分化疾患初期対応の手引き. 2011. 日本小児科学会雑誌 2011；**115**：7-12
2) 堀川玲子. 性分化疾患診療ガイドライン. 小児内科 2014；**46**：864-872
3) 位田　忍. 3 性別判定. 大阪府立母子保健総合医療センター（編） 性分化疾患ケースカンファレンス. 診断と治療社, 2014；15-18

（吉田美寿々）

第2章：DSDの臨床管理（本人，養育者，医療者への対応）

2 乳児期～小児期に診断された場合

① 診断時の対応

　乳児から小児期では，鼠径ヘルニアの診断や同胞の診断を契機にDSDと診断される場合が多い．この時期に診断された本人は既に社会的性が決定しているため，養育者の心理的負担は大きい．したがって新生児期と同様に，社会的緊急疾患として取り扱うのが適切である．特に注意すべき点は，社会的性別の変更の可能性が考えられる場合である．具体的に問題となるのが，完全女性型あるいはそれに近い外性器所見を呈する社会的女児に精巣様構造物が見つかった場合であり，多くは鼠経ヘルニアを契機に発見される．鼠径ヘルニアの手術中に発見される場合もあり，その場合は精巣を温存して手術を一旦中止し，DSD診断のための精査をすすめる．その際養育者への説明は，原則新生児期の対応と同様である．外性器，内性器，性腺の性が非典型的であることを伝え，精査を行い診断する必要があることを説明する．決して"精巣があるから男児である"や"女児なのに子宮がない"などの混乱や養育性の誘導を招くような発言をしない．鑑別すべき疾患として，完全型アンドロゲン不応症と5α-還元酵素欠損症がある．この2つの疾患の鑑別は，児の養育性を決定するうえで非常に重要である．その理由は，完全型アンドロゲン不応症であれば性自認は女性であり，女児養育相応であるが，5α-還元酵素欠損症では，男性としての妊孕性を維持できる可能性が否定できず，かつ女児養育を選択した場合には，将来的に性別違和を生じる可能性が低くないため，男児養育の選択肢があるからである．検査内容としては，超音波検査による内性器評価，染色体検査，性腺機能評価としてLH-RH負荷試験とhCG負荷試験，尿中ステロイドプロファイル，遺伝子検査などを行い，正確な診断および病態理解と養育性決定に必要な情報を可能な限り迅速に集められるように検査を行う．5α-還元酵素欠損症ではhCG負荷後のT/DHT比が10以上の高値を示すが，新生児期や乳児期早期では信頼性が低いため，この時期のhCG負荷試験の解釈には注意が必要である．また尿中ステロイドプロファイルによる尿中5α/5β代謝産物比の低下も診断に有用であるが，新生児期・乳児期早期にはhCG検査と同様信頼性が低く，経時的な検査が必要となる場合もある．そのような場合は，遺伝子検査が非常に有用であるが保険適応がない．完全型アンドロゲン不応症であれば，精巣を温存するケースが多い．その理由として，思春期に精巣から分泌された男性ホルモンが女性ホルモンに変換され，女児として相応の時期に二次性徴が開始するためである．ただ，精巣を温存した場合は，腫瘍発生に対する定期フォローが必要となる．通常，精巣に関しては思春期以降に，本人の意思を踏まえたうえで摘出を行う場合が多い．その場合，精巣摘出後に女性ホルモンの補充が必要となる．一方，5α-還元酵素欠損症では，思春期に精巣から分泌される男性ホルモンの影響で外性器の男性化が進行する．脳の男性化への影響も否定できないため，5α-還元酵素欠損症患者で女児養育を選択した場合は，思春期前の精巣摘出がすすめられる．しかしこの場合，本人の意思を十分に反映することがむずかしい年齢で精巣摘出術を行うことに対する懸念があることを付記しておく．診断時には，このような将来の見通しを必ず説明する．

　養育性を変更する場合は，ソーシャルワーカーを介して手続きの方法を説明する．DSDは疾患特異性から周囲へ相談することもままならず，本人と養育者とも孤立を深める場合がある．今後長期にわたり多職種で構成されたチームでサポートしていくことを初期の段階で養育者に保証し，身体面のみならず成長過程で本人へのかかわりに関して悩むことがあればいつでも相談に乗れる体制があることを伝える．

❷ 発育段階の対応

　子どもは，2歳頃になると男女間の身体的特徴の差を認識するようになり，自分と他人の外性器を含めた身体への好奇心が高まる．DSD児の養育者は，本人の外性器に過度に不安を抱き，児の言動に戸惑うこともある．しかしこれは小児の一般的な発達段階であり，この年齢で児からの外性器に関する質問には，はぐらかしたり，叱ったりせず，自分の身体のことで疑問に思うことがあればいつでも聞いてあげるという養育者の姿勢をこの頃から示しておくことが大切である．また発育過程で児が親の決定した性と反対の性に特徴的とされる行動や服装を好むことで，養育者は過剰に不安になることがある．しかし，通常でも男女それぞれの行動には大きな幅があること，また現代は性的役割，行動，考え方，服装の区別が曖昧となってきており，否定したり，無理に止めさせたりせずに「本人の個性」として捉えるよう繰り返し親に伝えることが必要である．

❸ 診療計画

①養育者への診断と病態理解の確認を行う．養育者への説明の場に本人も同席させ，隠し事なく本人へも幼少期からさりげなく病名が伝わるのが望ましい．
②今後の検査・治療方針について説明する．外科的検査や処置に関しては可能な限り児からアセントを取り，検査の目的や内容を児の理解度に合わせて説明を行う．また本人が恐怖心をもちやすい点滴ルートの確保や手術室，全身麻酔などについて，写真やイラストなどのツールを用いて十分なプレパレーションを行う．
③心理カウンセリングを行い，発育段階に応じて性自認の評価やニーズを拾い上げる．

📕 参考文献

・島田憲次，他．性分化疾患（DSD）：本人にいつ，どのように話すかー親と本人への教育プログラムー．日本小児泌尿器科学会雑誌　2018；**27**：8-15
・日本小児内分泌学会（編）．II　性分化疾患と性発達異常を伴う疾患．小児内分泌学会ガイドライン集．中山書店，2018；54-77
・横谷　進，他（編）．第5章 性分化・性発達異常を伴う疾患．専門医による 新 小児内分泌疾患の治療．改訂第2版，診断と治療社，2017；82-111

〔庄司保子〕

第 2 章：DSD の臨床管理（本人，養育者，医療者への対応）

3 思春期以降に診断された場合

❶ 診断時の対応

　女子では平均 9 歳代で，男子では平均 11 歳代で思春期が開始する．思春期では，二次性徴の発来不全，無月経（社会的女性），本人の社会的性とは異なる性への身体的変化（女児の男性化など）などを契機にDSD が発見される．社会的女児における鑑別疾患としてはターナー症候群，完全型アンドロゲン不応症，メイヤー・ロキタンスキー・キュスター・ハウザー（MRKH）症候群，5α−還元酵素欠損症，SF1 異常症などがある．完全型アンドロゲン不応症と MRKH 症候群は無月経を契機に発見され，5α−還元酵素欠損症と SF1 異常症は男性化徴候を契機に発見される．完全型アンドロゲン不応症，5α−還元酵素欠損症，SF1 異常症では，鼠径部に精巣を認める場合には，鼠径部の腫瘤増大で発見されることもある

　完全型アンドロゲン不応症では，女性として矛盾しない程度の乳房発育を認めているが，乳頭部発育や色素沈着は未熟である．本疾患では性別違和を感じない．社会的男児では，二次性徴の発来不全や成熟遅延を契機にクラインフェルター症候群，女性化乳房などを契機に卵精巣性 DSD や軽症型アンドロゲン不応症を発見されることがある．

　この時期の対応も，新生児期や乳幼児期における DSD の対応と原則同様である．外性器，内性器，性腺の性が非典型的であることを伝え，精査を行い診断することを説明する．大きな相違点は，養育者のみならず本人への説明を行うことである．決して，本人の同意を得ることなく治療をすすめてはならない．この時期まで長年生活してきた社会的性があるため，思春期特有の心理的側面も理解したうえで，その対応は本人の混乱を最小限にするべく慎重に行う．社会的性と反対の方向への身体的変化を認め，疾患の理解や疾患の受け入れに困難を生じている場合には，説明や本人の疾患受け入れの時間を確保するため，保険適応外ではあるが，一時的に性腺抑制療法を行うことが必要な場合もある．疾患によっては gonado-blastoma などの性腺腫瘍の合併に十分注意し，予防的性腺摘除術も考慮する．

❷ 診療計画

①まず養育者への診断と病態理解の確認をする．養育者の同意を得たうえで病状説明の場に本人も同席するのが望ましい．病名も含めて，正しい情報を隠すことなく本人に説明することが大切である．性染色体や妊孕性に関しても，段階を追って最終的にはすべて説明する．本人に十分な説明を行わないと，インターネット検索などで自分の病状に関する情報を予期しない形で不適切に取得し，疾患や保護者，医療者に対して心を閉ざしてしまい，以降の治療が困難になる可能性がある．
②今後の検査・治療方針について説明する．外科的検査や処置に関してはアセントを取り，検査の目的，方法，内容について写真や文書，DVD などのツールを用いながら，個々に応じて不安感や恐怖心を和らげるためのプレパレーションを行う．ただし本人の混乱が大きくすぐに対応できない場合は，社会的性と反対方向へ進行する二次性徴や性別違和の問題に対して十分検討する時間を確保するために，保険適応はないが緊急避難的に LH−RH アナログ治療による二次性徴進行の保留も考慮される．この時期に非常に重要なことは本人自身がその選択や決定を主体的に行えるように支援することである．
③心理カウンセリングを勧め行い，性自認の評価や隠れたニーズを拾い上げる．

④性腺摘出後・性ホルモン補充療法開始後も，性自認のフォローを定期的に行い，性別違和診療の専門家の診療を受けることも検討する．

❸ 実際の対応例

次に初診時に思春期年齢である本人と養育者への説明の流れの概略を示す．

a．初診時
- 問診：主訴，現病歴，成長歴，既往歴，家族歴，性別違和の有無等に関する聞き取りを行う．
- 診察：二次性徴を含めた一般身体所見．本人の心理的負担に配慮し外性器に関して本人が望まない場合は外来診察の場では強要せず，全身麻酔下で行う腹腔鏡検査時に詳細な身体所見を取るようにする．
- 検査：血液検査（染色体検査については本人が未成年であってもアセントを取得する．この際に染色体とはどういうものかについて概略を本人に説明する），内性器超音波検査，手根骨X線撮影など．

b．結果説明時

まず養育者へ検査結果を伝える．そのうえで今後必要な検査や治療に関して，誰が，どのように本人へ説明するか医療者と養育者で相談しておく．当センターでは，養育者からまず説明を行い，その後に医師が説明を補足するスタイルを採用している．その理由として，説明するためには養育者が疾患を理解する必要があり，養育者の疾患理解をすすめることができるからである．また，養育者が説明することで，患者本人が受ける心理的負担を養育者がよりしっかりと受け止め，理解し，そしてサポートできるようになると考えられるためである．本人の心理的負担を理解し，主体的，そして継続的に支えることができるのは養育者である．しかし本人や養育者の性格，親子関係を考慮し，個別に対応する必要があるのはいうまでもない．養育者が自身による説明を希望しない場合は，無理強いはせず，医療者から説明する．その場合でも，医療者は養育者がDSDについて正しい理解ができるよう支援し，理解の度合いを確認して養育者が本人を支えるための支援を行う．本人に対しては，理解度に応じて病態説明および今後必要になる検査や治療について繰り返し説明し，説明内容の理解度を定期的に確認する．説明を行った後は，可能な限り看護師や心理士との面談を設定し，本人および養育者の心理面のフォローを行う．思春期以降も，本人へ病態と治療の必要性および成人期医療について定期的に説明する．

参考文献
- 島田憲次，他．性分化疾患（DSD）：本人，親にいつ，どのように話すか―親と本人への教育プログラム―．日本小児泌尿器科学会雑誌　2018；**27**：8-15
- 日本小児内分泌学会（編）．Ⅱ　性分化疾患と性発達異常を伴う疾患．小児内分泌学会ガイドライン集．中山書店，2018；54-77
- 横谷　進，他（編）．第5章性分化・性発達異常を伴う疾患．専門医による 新 小児内分泌疾患の治療．改訂第2版，診断と治療社，2017；82-111

〈庄司保子〉

第3章：DSDの治療とその選択

1 外科治療

　DSDの子どもに対する外科医としての役割は，おもに①性別判定に必要な原疾患の特定のための外科的検索，②養育性に見合った内・外性器の形成術，③妊孕性獲得のための補助生殖医療に大別される．①については第2章で述べているので，本項では外科治療の主体となる②の養育性に見合った手術について概説する．

❶ 女性化外陰部形成術

　DSDのうち女性化外陰部形成術が考慮されるのは，先天性副腎過形成（congenital adrenal hyperplasia: CAH）に代表されるように，胎児期に女児としては過剰な男性ホルモンに曝されることにより，様々な度合いで内・外性器が男性化し，いわゆるambiguous genitaliaをもつ子どもである（図1）．陰核にあたる部位は大きく肥大して陰茎様にみえ，腟も尿道と完全に分かれておらず，外尿道口と腟口は区別できないことが少なくない．陰唇は癒合して陰嚢のような形になる．

　女性化外陰部形成術の目的は肥大した陰核の縮小と陰唇形成により正常な外観を得ることと（図2），月経困難のない性交渉（できれば経腟分娩も）が可能な機能的腟を形成することである．

　女性化外陰部形成術の手術手技は，陰核形成術と腟形成術に分かれる．両者は同時に行うこともできるが，男性化の程度が著しくなるに従い，腟形成術はより技術的にむずかしくなる．男性化の重症度の判断や手術術式の選択のため，腟開口部の位置や大きさをまず調べておくことが重要で，手術に先立ち下腹部超音波検査や尿道・腟（尿生殖洞）造影（図3），内視鏡検査などが行われる．

a. 陰核形成術

　陰核形成術のおもな目的はその縮小を図ることであり，同時に陰唇の形を整える手術も行われる．1950年代までは陰核は性交渉には不要なものとされ，陰核亀頭部および体部もろとも切除する方法（clitoral amputation）が当たり前のように行われていた．しかしながら，その後，性的感覚の重要性が考慮されるようになり，陰核の知覚を損なわないための様々な術式が考案されている．近年の主流は肥大の主原因となる陰核体部の海綿体を切除し（reduction clitoroplasty），背側にある神経血管束ならびに陰核亀頭部を温存する方法である（図4）．解剖学的に重要な神経血管束の走行がより明解に示されるともに，最近では前庭部の皮膚の知覚に関する研究が進み，より性的感覚を損なわないような努力が積み重ねられている．

b. 腟形成術

　手術の難易度を決めるのは，腟・子宮の発育の程度（大きさ）と腟と尿道の合流部の位置関係である．腟の合流部が低位で，ほとんど陰唇の癒合のみであればみかけの尿生殖洞をカットバックするか，追加で会陰部の皮膚フラップを腟口の6時方向に落とし込むだけの小手術で済む．ただし，皮膚フラップ法は尿生殖洞をカットバックすると外尿道口が奥まって，いわゆる女児の尿道下裂となるような中間位以上の症例では行ってはならない．適応を誤ると将来高い頻度で腟狭窄が生じる．中間位より高位の症例では，Pull-through法や尿生殖洞を一塊に剥離して前庭部に移動させるtotal or partial urogenital mobilization（TUM or PUM）法[1]の適応となる．腟の合流部は高位になるほど十分な腟口を前庭部に形成するのはむずかしく，腟合流部が尿道括約筋の近傍もしくはさらに近位部にあるようないわゆるhigh vaginaの子どもでは，陰核形成術が行われた後，少し大きくなった頃に機会を改めて行われることもあった．しかしな

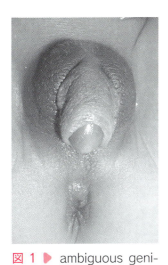

図1 ▶ ambiguous genitalia
先天性副腎過形成の女児；生後2日目，著明な色素沈着が認められる．

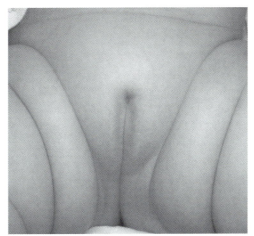
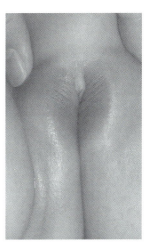

図2 ▶ 女性化外陰部形成術の術後
先天性副腎過形成の女児；生後4か月．

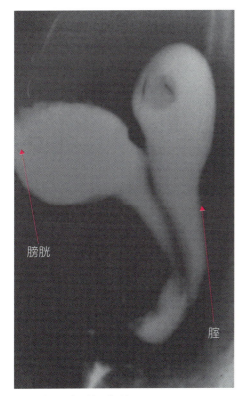

図3 ▶ 尿生殖洞造影

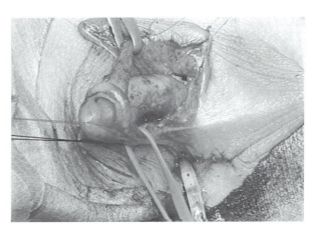

図4 ▶ 陰核形成術術中所見
神経血管束を背側に，尿道板を腹側に剥離して陰核体部の海綿体を露出したところ．

がら，1990年代になって多施設よりhigh vaginaの症例についても経会陰的もしくは経直腸的後方アプローチによる一期的腟形成術の報告が増加すると，腟形成術の時期は早くなった．なかには母体や胎盤からのエストロゲンの影響で女性器が相対的によく発達している新生児期の手術を勧める報告もある．また，腟

が未熟で小さすぎたり，欠損している症例では消化管などを用いて代用腟を形成する．いずれの術式においても尿道括約筋や膀胱頸部に侵襲が及ぶ場合は，術後に排尿障害を生じることもあり，泌尿器科的フォローアップがかかせない．さらに，性交渉ができる十分な大きさの腟（口）を得るには定期的な拡張術（腟ブジー）を要することが多く，本人の理解を得ることや管理のむずかしさから手術時期などについて何度も話し合いをもつ必要がある．

c. 長期予後

外性器の外観はもとより，腟口の位置・広さ，性交渉における満足度が問題となる．1970年代後半〜1980年代前半に小児の専門施設で治療された14例のCAHの女性を対象にした研究では，もともと軽症であった1例を除いた13例に思春期後腟口狭窄が認められた．成人になった患者自身の外陰部に関する調査では，41％が外観に不満を抱いており，腟の不具合を含めて44例の対象のうち1例を除いてすべてに何らかの再手術が必要であったといわれている．また，陰核形成術が性的満足度やオーガズムの障害となることを示唆する報告もある[2]．ほかにも同様の報告が散見され，子どもに対する女性化外陰部形成術に批判的な意見が増えている．しかしながら，これらの報告は現在の手術手技が確立される以前の症例をもとにしていることが多く，症例数も限られている．また，肥大した陰核に対しては切除やreductionを行わず，大陰唇へ埋没させることで将来陰茎への転換が可能な術式が考案されつつある．いずれにせよ近年の手術方法の是非を問うには，さらなる報告を待たねばならない．

❷ 男性化外陰部形成術

胎生早期に男性化が障害され，尿道および陰茎の発育不全とミュラー管の退縮異常を有する子どもが対象となり，多くは様々な程度の性腺の下降不全を伴っている．ambiguous genitaliaをもつ子どもの男性化外陰部形成術は尿道下裂修復術と陰茎と陰嚢の位置異常の修正，二分陰嚢の修復といった陰嚢形成術に大別される．前者は機能的な効果が重視され，見た目の改善だけを目的とした後者に比べてより高度な技術が求められる．通常ミュラー管由来臓器が問題となることはないが，大きな腟・子宮が残存する場合は尿路・精路感染症や排尿障害の原因となることがあり，何らかの不都合な症状を伴えば摘除術が必要になる．

a. 尿道下裂修復術

尿道下裂に対する術式は，それを行う術者の数だけあるといわれ，これはすなわち，いまだ100％の成功率が得られるgold standardとなるような術式が存在せず，尿道下裂の修復術がいかに困難な手術であるかを物語っている．30年前には二期的手術が標準術式であり，外尿道口の位置も亀頭部先端でなくても仕方がないとされていたが，1990年代後半以降は一期的修復術が主流となり，1994年にSnodgrassがtubularised incised plate urethroplasty（TIPU法）[3]を発表してからは，尿道下裂の術後も包茎に対する環状切開術と同等の外観が期待されるようになった．さらに，わが国では包茎に対する手術が一般的に行われていないため，当科では可能な限り包皮形成術を加えることとし，子どもらしい自然な外観の獲得に努めている（図5）．手術時期に関しても，以前は3歳を過ぎて排尿習慣が確立してからでないと手術はできないと主張する施設もたくさんあったが，北米では女性化外陰部形成術と同様に精神的な影響を考慮して生後6か月〜1歳半の間に行われることが多く，われわれも陰茎の発育に問題なければ乳児期に手術を行っている．

尿道下裂の修復術において最も重要なのは陰茎の曲がりを矯正することである．術前に一見すると外尿道口が亀頭部に近い位置にあっても陰茎の屈曲が強い場合は重症と分類される．屈曲が残存すれば陰茎が短く，小さな印象を与えるばかりでなく，性交渉が困難となり男性不妊の原因となる．また，強い屈曲を

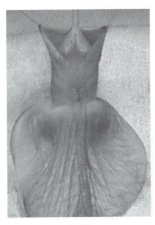 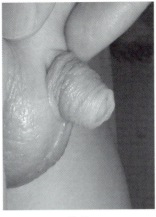

術前　　　　　　　　　　術後

図5 ▶ Prepuce-sparing hypospadias repair の術前術後

解除したあとはより長い尿道の形成が必要となり，瘻孔形成などの術後の合併症も生じやすいといわれている．

長期予後に関する報告は日本では多くないが，近年の調査によると，性機能，排尿機能ともに対照の成人男性と比べて大きな違いはみられないようである．

おわりに

一般的に，性の判定が下されると各々の性に応じた外陰部形成術が考慮される．また，養育性に矛盾する性腺（成分）や悪性化が危ぶまれる性腺に対しては摘除術が行われる．しかしながら，DSDの子どもたちに対する外科治療，特に女性化手術は非可逆性であることが多く，年々否定的な声が高まっている．近年では侵襲的な手術は子ども自身が希望するまでは行わず，性別判定も自らが性別を選択するときまで先送りにするよう勧める意見もあるが，養育者の精神的ストレスの軽減と社会的状況に鑑み，乳幼児期に行われているのが現状である．誰が適応を決め，いつ，誰が，どのように手術を行うかということをみんなでさらなる検討を重ねる必要がある．

文献

1) Rink RD, et al. Use of the mobilized sinus with total urogenital mobilization. J Urol 2006; **176**: 2205-2211
2) Minto CL, et al. The effect of clitoral surgery on sexual outcome in individuals who have intersex conditions with ambiguous genitalia: a cross-sectional study. Lancet 2003; **361**: 1252-1257
3) Snodgrass W. Tubularized, incised plate urethroplasty for distal hypospadias. J Urol 1994; **151**: 464-465

〈松本富美〉

第3章：DSD の治療とその選択

2 内科治療

　小陰茎を認める場合は，可能な限り乳児期にテストステロン療法を行う．先天性副腎過形成症や副腎低形成症では副腎皮質ホルモンの補充療法を行う．下垂体機能低下症を合併している場合には，下垂体ホルモンの補充療法を行う．ターナー症候群では，低身長に対して成長ホルモン治療の適応がある．デニス・ドラッシュ症候群ではウィルムス腫瘍に対する定期的な検査（尿検査，画像検査）が必要である．なお，尿道下裂を呈する男児にウィルムス腫瘍を発生した報告もあることを追記しておく（*WT1* 遺伝子異常あり）．病態によっては性腺腫瘍の発生を画像検査で定期的に評価する必要がある．二次性徴の開始を判断し，性腺機能低下を認める場合には，適切な時期にホルモン補充療法を行う．多くの DSD 児では，思春期までは薬物治療が不要な場合が多いため，フォローが途絶えてしまうことがある．しかし，発育発達の評価，心理面の評価，本人への説明準備のための定期的な受診が必須である．通常，半年～1年ごとに定期受診を行う．

❶ 乳児期・幼児期

　男児の小陰茎に対してテストステロン療法を行う．生理的にテストステロンが上昇しており骨年齢への影響が少ない生後6か月までに行うことが推奨される．5α-還元酵素欠損症男児では，ジヒドロテストステロン軟膏による治療を行う．ジヒドロテストステロン軟膏を使用する際は，塗布者へ男性ホルモンが吸収されないように手袋を着用するよう指導する．

✤ 処方例
①テストステロンエナント酸エステル（エナルモンデポー®）：筋肉注射1回25 mg を，反応を見ながら3～4週ごとに3～5回行う．
②ジヒドロテストステロン軟膏：ジヒドロテストステロン軟膏は通常5α-還元酵素欠損症に対して用いる．ジヒドロテストステロン軟膏は院内調剤が可能である．各施設の倫理委員会で承認を得る必要がある．表1に当センターでの処方例を示す．

❷ 小児期

　この時期には性ホルモンを用いた薬物治療は原則不要であるため，発育発達・心理的側面のフォローや移行支援が診療の中心になる．2歳頃になると男女間の身体的特性の差を認識するようになる．特に集団生活開始後，社会的性と自認した性の間で葛藤が生じていないか，また本人だけでなく，養育者が選択した社会的性に葛藤が生じていないかを把握する．社会的性の再考や本人と家族に対する心理的・社会的支援を必要とする場合に，適切かつ迅速に介入することができるように定期的なフォローが必要である．5歳頃をめやすに本人への説明を行う．本人へ説明する前に，養育者にも改めて疾患，これまでの経過，今後の方針を説明するとともに，養育者の理解度を確認する．そのうえで，本人の年齢・成熟度に応じてわかりやすく説明する．具体的には，"なぜ病院に来ているのか"，"なぜ血液検査が必要なのか"，"なぜ画像検査が必要なのか" などわかりやすく説明する．あえて，病名を隠すようなことをしない．説明をしたあとは，可能な限り心理士や看護師との面談を行い，心理面でのフォローを行う．それ以降も，定期的に養育者・本人ともに理解度の確認を行う．

表1 ▶ 5% ジヒドロテストステロン軟膏の処方例

スタノロン（5α-ジヒドロテストステロンの代替品）	0.5 g
親水クリーム	9.5 g
全量	10 g

③ 思春期

　思春期年齢を迎える頃になると，病態によっては年齢に相当する性ホルモン補充療法が必要になってくる．成人身長，二次性徴の遅れに伴う心理的負担，骨密度などを総合的に評価して，性ホルモン補充療法開始時期を判断する．思春期に社会的性と反対の方向へ二次性徴が進む場合や性別違和を認める場合，今後の方針について十分に検討を行う時間を確保するための，緊急避難的な LH-RH アナログによる性腺抑制療法を行うという選択肢もある．ただしこれは保険適応外になる．また一部の DSD では，加齢とともに胚細胞腫瘍などの腫瘍発生のリスクが高くなるため，長期的に定期的な身体所見，超音波検査などの画像検査，尿検査が必要である．以下に社会的性別の性ホルモン補充療法の参考例を示す．成人期の性腺補充療法については「第6章　2　内科的観点から（性腺補充を中心に）」（p.60）を参照されたい．

　思春期時期にはいる前，具体的には10歳前後で，本人への疾患説明・今後の治療の見通しを説明する．原則病名も伝える．前述と同様に，まず養育者の理解度を確認し，本人へどのように説明するかあらかじめ相談しておく．当センターでは，養育者から本人へ説明し，その後医療者が説明するスタイルを採用している（「第2章　3　思春期以降に診断された場合」p.28）．本人の同意・理解なく治療を開始することは，本人の自立・成人移行を妨げる可能性があるため注意を要する．

a. 男児における二次性徴の誘導

　中学生になる12歳頃から15歳頃までをめやすに二次性徴の誘導を行う．原発性性腺機能低下症本人に対してはテストステロン単独療法を行う．男性低ゴナドトロピン性性腺機能低下症では，二次性徴誘導目的であれば，テストステロン単独療法と hCG-rFSH 併用療法のいずれも可能である．

処方例

① テストステロン単独療法（適応症：男子性腺機能不全）：本治療では男性化は期待できるが，精巣は増大せず，造精機能を改善するものではない．
　エナルモンデポー®注（エナルモンデポー®；125・250 mg/1 mL/アンプル）1回25 mg を4週ごとに筋注し，身長や骨年齢変化を考慮しながら，半年ごとに1回量を50 mg に増量して6か月持続．以後1回量を125 mg に増量し，6か月〜2年継続．身体的に思春期後期に達したら，エナルモンデポー®注1回125 mg を2週ごとに筋注または1回250 mg を3〜4週ごとに筋注とする．

② hCG-rFSH 併用療法（適応症：男性低ゴナドトロピン性性腺機能低下症）：低ゴナドトロピン性性腺機能低下症では精巣容量の増大と造精機能を期待した，より生理的な方法として，hCG-rFSH 併用療法を行う．在宅自己注射が認められているので，テストステロン単独療法のように4週ごとの通院は不要である．hCG 製剤として hCG®注（5,000単位/1アンプル）を 1,000〜5,000 単位/回で少量から週2〜3回皮下注射，rFSH 製剤としてゴナールエフ®皮下注を 75〜150 単位/回の少量から開始し，約3年かけて成人維持量の hCG 3,000〜5,000 単位/回，rFSH 75〜150 単位/回，それぞれ週2〜3回まで増量する．

❋ b. 女児における二次性徴誘導

　二次性徴の誘導にはエストロゲン補充療法を行う．投与開始時期は，低身長を伴う場合でも，最近ではQOLの問題，骨密度の問題からも，なるべく通常の思春期開始年齢に遅れないタイミングで，かつ正常の思春期と同様に緩徐に進行するよう少量から段階的に増加することが望ましい．時期のめやすは12歳以降，低身長傾向にあったとしても，遅くても15歳までに140 cmに達した時点から少量エストロゲン療法を開始する．以前よく使用されていた経口エストラジオール製剤は副作用として肝機能障害があるが，貼付剤はエストラジオールが経皮的に毛細血管から直接取り込まれるため，肝臓への負担が少なく，また安定した血中濃度を保てることから第一選択となる．しかし皮膚のトラブルやアドヒアランスの問題で困難な場合は経口結合型エストロゲン（プレマリン® 0.625 mg/錠）を用いるが，その場合は血中E_2濃度では効果判定できない．

❋ 処方例

① エストラジオール（E_2）貼付剤（エストラーナ®テープ）：0.09 mg/枚を2日に1回貼り替えを6〜12か月間行う．続いての6〜12か月で0.18 mg/枚を2日に1回，さらに0.36 mg/枚，2日に1回，0.72 mg/枚，2日に1回をそれぞれ6〜12か月ごとに行う．

② 結合型エストロゲン（プレマリン® 0.625 mg/錠）：初期は1/10錠　分1を6〜12か月，続いて6〜12か月ごとに1/4錠，1/2錠，1錠まで増量する．

　乳房がある程度腫大し，エストロゲン製剤が成人量（エストラーナ®テープ0.72 mg/枚　2日に1回が6か月，プレマリン®が1錠/日6か月間が目安）に達した段階，もしくは途中で消退出血を認めた場合に周期性エストロゲン・プロゲステロン療法（カウフマン療法）へ移行する．その理由は，エストロゲン製剤を長期に単独投与すると子宮内膜過形成，子宮内膜癌の発生リスクが高まるためである．一方，プロゲステロンは子宮内膜癌の発生リスクを軽減する．

　二次性徴誘導開始後も，本人へ病態と治療の必要性および成人期医療について定期的に説明する．20歳前後をめやすに産婦人科，成人泌尿器科での診療を勧めてもよい．具体的な成人期の治療内容など詳細については第6章を参照されたい．

📖 参考文献

・日本小児内分泌学会（編）．II　性分化疾患と性発達異常を伴う疾患．小児内分泌学会ガイドライン集．中山書店，2018；54-77
・横谷　進，他（編）．第5章性分化・性発達異常を伴う疾患．専門医による　新　小児内分泌疾患の治療．改訂第2版，診断と治療社，2017；82-111

〈庄司保子〉

第4章：一般の子どもの心理的成熟，性教育

1 性に関するこころの育ちと性別違和

❶ 性に関するこころの育ち

　性に関する心理的な発達においては，「性自認」という「自分が男，あるいは，女であることの認識」と，「性役割」，つまり，「時代や社会，文化の中で一方の性に期待されている役割」が複雑に絡み合う．成長に伴い，身体の変化や性的な志向の芽生えなども加わり，それらが相互に作用しながら，子ども自身の「こころの性」を育んでいく．

a. 幼児期前期

　1〜2歳までは，子どもは，ほとんど自分の性を意識することはない．しかし，生後2日の女児は，動くモビールより女の人の顔を長く見，男児は動くモビールのほうを長く見ており，女児は人間にひかれ，男児は，機械的な動くものに興味をもつという報告がある．また，生後9か月でも，女児は人形，男児はボールを遊具として選びやすいなど，子ども自身が意識をしていなくても，好みや志向は無意識のうちに存在しているようである．一方で，2歳頃までは，子どもは母親など女性との接点が多く，動作模倣の対象となるのが女性なので，男児女児ともに女らしく見えることもある．

　2歳後半〜3歳になると，自分の性別を答えるようになってくるが，それまでには，次のようなプロセスがある．乳幼児期から，子どもは親の行動を模倣し，取り入れ，母親のように人形の世話をしたり，父親のように新聞を読むまねをしたりする．そして，自分の性別に適切な振る舞いや行動がどんなものかを，大人の反応や対応から学習していく．つまり，男児には，自立的な行動を促したり，攻撃的な行動を大目にみたりし，女児には，従順であるように促し，乱暴な言葉使いを注意したりする．こういった，大人の性役割への期待やそれに基づく反応や行動が，子どもの性自認や性役割の意識を芽生えさせ，より強化しているのである．性役割に限らず，一般的に，子どもは，大人からの期待を敏感に察知し，その期待に沿うように行動しようとすることを，以降の発達過程においても留意したい．

　3〜4歳頃には，言語能力の伸びとともに，一人称で「俺，僕」「わたし」を使い始める．他にも，男児は，語尾を「〜だ」「〜だぞ」，女児は「〜わ」「〜よ」等を使いはじめ，言葉使いにそれらしさがみえてくる．そして，自分の性が大人になっても変わらないとわかるようになる．このように，自分の性別がわかり，それらしい言葉使いをしていても，この時期の子どもは，男女入り混じって遊ぶことが多い．

　幼稚園などの集団生活や友達とのかかわりのなかで，友達と自分との「違い」について気がつく子どももいる．体の相違や，排尿の仕方の違いなど，友達と同じように行動できないことがきっかけとなる．この時期の子どもにとって大切なのは，自分の身体や気になることについて，家族に話していいこと，そして，しっかり聞いてもらえるという体験をすることである．子どもは，どんなに些細なことでも，自分が思い感じたことを表現し，家族は，自分たちが避けておきたいと思っていても，子どもの語りに耳を傾けるという親子関係をつくっていくことが重要である．

b. 幼児期後期（4歳〜6歳頃，就学まで）

　4歳頃から，外見を変えても，大人になっても性別は変わらないとわかり，自分と同じ性別のほかの子どもの存在を認識しつつ，大人とのかかわりのなかで，何が自分の性に適切で，自分らしいあり方なのかを探り始める．5，6歳になると，男女それぞれが好む遊びを，同性と一緒に楽しむことが増えてくる．仲間集団にいることで，一層，自分と他のメンバーとの同一性，つまり，「同じだ」ということを意識し，

もう一方の集団との「違い」を確認しながら，自分の性を，より認識していくのである．

この時期，自身に期待される社会的な性に対して，最もステレオタイプな理解をする．「男の子はこんな遊び」，「女の子はあんな遊び」，といった具合に，それらを同性の仲間とするようになる．また，消防士は男，保育士は女，といった認識をしたり，男児が赤色やピンクを断固拒否したりするなどの固定観念が強くなる時期でもある．

こういった時期にDSDの子どもをもつ家族は，他児との比較のなかで，子どもの行動や遊びでの，男の子らしさや女の子らしさに，過度に意識が向きがちとなることがある．女の子が車や電車など乗り物を好み，屋外で活発に走り回るとき，家族はそのことを過剰に気にしてしまうのである．

しかし，この，「男の子」，「女の子」のそれぞれの行動には大きな幅があり，子どもが反対の性の遊びや行動をすることは，疾患をもたない子どもにも認められる．したがって，反対の性に特徴的と考えられる遊びや行動を否定的に捉えてやめさせようとはせず，その子自身が好きな遊びを，個性として考えることが望まれる．

幼児期後期になると，言語能力の伸びとともに，考える力も飛躍的に伸びる．そのため，自分の身体への関心も高くなり，自分の身体が人と違うという気づきに始まり，なぜ？という疑問もわいてくる．その疑問に対して，子どもが理解できる範囲で答え，性器などは，大切なプライベートな部分であると教え始めることが必要であろう．

❈ c. 学童期

学童期になると，幼児期の性差に対する固定観念，ステレオタイプ的な考えが，徐々に柔軟になり，男児，女児というよりも，相手・個人をみて友達を選ぶようにもなってくる．

同時に，同年齢集団に関心をいだき，グループをつくり，行動を共にすることが増えるのもこの時期である．この年代の集団は，基本的には性別の違いをもとに成り立つことが多く，子ども集団での男の子的，女の子的な様々な体験を通じて，所属するグループに即した行動をとるようになる．

この集団のなかで，友達から自分がどう見られ，どう思われるかを，子どもは意識しながら，自身の所属感や帰属感を確認していく．しかし，なかには，「自分が友達と違っている」，「受け入れられていない」と思う子どももいるかもしれない．実際には，仲間外れなどはなくても，自分がそう思い込んでいる場合もある．学童期に入り，物事を論理的に，深く考えることが可能になると，自分と友達との相違や，「通院の意味，手術は何のためであったのか？」など，これまでそれほど意識していなかったことが急に疑問に思えるのである．

もし，家族のなかに，何でも話せるという雰囲気がなければ，子どもは，自分のこういった考えや思いを口にすることは少ないであろう．それは，大人が避けたいと思い，可能なら秘密にしておこうとしていることを，子どもは敏感に感じ取るからである．

家族は，子どもの疑問や不安に気づき，それを，ありのままに受けとめることがまず大切であろう．子どもは，すべてを知り理解したいのではなく，まず不安に思う「自分自身」を知ってほしいのであり，自分の疑問を解消できるように話してほしいと願っているのである．そして，子どもと家族で，思いや気持ち，病気について話すことが必要であり，それを通じて，子どもは，自分の病気のことを改めて自分なりに知り，整理していくのである．同時に，好きなことや得意なこと，将来の夢をもつことなど，病気以外のその子どもの世界を，できるだけ豊かに広げておきたい．家族をはじめとする周囲の大人から承認され，支えられ，何かを達成することで，自尊感情や自己有能感が育まれる．

また，自身の身体は自分の大切なものであり，決して，不快な接触や扱われ方をされてはならないと伝えることも重要である．特に，誰にとっても，性にかかわる器官は極めてプライベートで，繊細な部分で

あると伝え，子ども自身がそれを自然に意識できるようにしていくことが望ましい．子どもは，大人の言動を通じて価値判断をする．したがって，診療や検査での，医療者の子どもの身体の扱い方を通して，自分の身体が，いかに大切なものであるかを学んでいくことを，われわれは忘れてはならない．

❖ d. 思春期

　思春期は，二次性徴がはじまり，身体的側面がクローズアップされ，身体の性的な成熟を心理的に受容することが必要となる．また，他者との比較に敏感になり，同じであることを特に望むこの年代では，他児との相違に悩んだり，自分が異常ではないかと不安になったりする．自分自身も，周囲の仲間も，自意識が過剰になっているときである．一方で，精神的には親から離れ，自分の価値観をもち，自分は「何者」であるかを探り始める．

　友達関係や身体に関する子どもの悩みや疑問に，家族が気づき，話し合おうとしても回避されるかもしれない．だが，それは決して特別ではなく，思春期の子どもにありがちな傾向である．しかし，子どもからの何らかのサインがあった場合には，真剣に子どもに向きあい，親の価値観や選択肢を押し付けることなく，聞く姿勢を心がけることが望まれる．

　治療の選択や入院や手術の時期など，子どもの生活にとって影響のある場合など，それぞれの選択におけるリスクや短所を家族や医療者とともに確認しながら，子ども自身が考えうる時間的な余裕が必要である．種々の決定に自分が関与できたと思えることが，後の子どもの人生に大きな意味をもつ．

　また，同じ疾患をもつ子どもとの出会いは，自分のハンディキャップを秘密にする必要がなく，「自分と同じだ」という仲間意識とともに，悩みを共有でき，「自分のままでいいんだ」と思える経験の1つとなるであろう．

　学童期と同様に，学校や地域社会での活動や自分の趣味等，自分を肯定できる体験があれば，子どもは，病気にとらわれることのない，より広い多様な価値観をもちながら，自身が何者であるかをつかんでいくことができると考えられる．

　性自認の過程において，特に思春期には，養育者の関係や養育者像が，子どもの男性/女性イメージに影響を与える．また，養育者の不和や家庭内暴力などがあると，自身の性の同一性の形成がスムーズにいかなかったりする場合もある．したがって，家族が課題に直面しながらも，子どもの成長を楽しめるように，家族に対しても，長期的な支援をしていくことが重要である．

❷ 性別違和とその診断

　アメリカ精神医学会の発行する「精神疾患の分類と診断の手引き　第5版」(Diagnostic and Statistical Manual of Mental Disorders 5th edition：DSM-5) が2013年に発行され，「性同一性障害 (Gender Identity Disorder)」の診断名が「性別違和 (Gender Dysphoria)」に変更された．「身体的性 (sex)」という言葉ではなく「指定された性別 (assigned gender)」という言葉を使用することにより，DSDをもつ人に対しても診断名が適応できるようになった．性別違和を疾患ではなく個性としてとらえようとする流れが反映され，出生時に決められた性と性自認との間での不一致に伴う苦痛に焦点が当てられている．また，性別違和は年齢によって異なった現れ方をするので，子どもと青年・成人とで別々の診断基準が設けられている．青年・成人の診断基準では，その人自身の性自認と身体的特徴との不一致やそのことに関連した苦痛が焦点になっているのに比較して，子どもの診断基準では，その子自身の主張だけではなく，遊びや行動での特徴も盛り込まれている．

　性別違和を感じて自らジェンダークリニックを受診する子どもたちはわが国でも年々増加し，低年齢化

しているとの報告がある．受診する子どもたちは，自身の抱える性別違和に戸惑いや苦しみを感じていると同時に，周囲からの理解が得られないことでも傷ついている．支援の方法は個別性が高く，それぞれの子どもがもっている違和感がどのようなもので，違和感を少しでも和らげるためにはどうしていくのが一番現実的によいのか，本人の希望を聞きながら家族や学校と一緒に考えていくことが大切とされている．

参考文献
- 伊藤祐子（編著）．ジェンダーの発達心理学．ミネルヴァ書房，2000
- 岡本依子，他．ひとやものとかかわる ジェンダー．エピソードで学ぶ乳幼児の発達心理学．新曜社，2004；74-77
- 康 純（編著）．性別に違和感がある子どもたち．合同出版，2017
- サックス・レナード．谷川 蓮（訳）．男の子の脳，女の子の脳．草思社，2006
- 高橋三郎，他（監訳）．DSM-5 精神疾患の診断・統計マニュアル．医学書院，2014
- フェイック・クリスティーン，他．ネクスDSD（訳） 第2章 子どもの成長と，子どもにどのように話をしていくか？．家族のためのハンドブック Handbook for Parents -Consortium on the Management of Disorders of Sex Development. Intersex Society of North America, 2006；13-43 https://www.nexdsd.com/handbook （2019年5月閲覧）

（山本悦代，小杉　恵）

第4章：一般の子どもの心理的成熟，性教育

2 わが国の性教育の現状と課題

　DSDを扱うわれわれの悩みの1つは，DSD本人にいつ，誰が，どのように説明をするのか，という問題であり，またDSDの養育者に対し，どのような指導・教育をすればよいのか，という点である．この問題を考えるときに，現在のわが国の学校現場で性教育がどのような考えで実施されているかを知っておくことはよい指標となるであろう．ここではわが国における性教育の取り組みかた，基本的な考え方を述べる．

1 性教育の現状

　性教育とは妊娠・出産の過程や，思春期の体と心の変化，性行動に関する基礎的な教育を指す．文部科学省から出されている「学校における性教育の考え方，進め方」によると性教育の意義は，「学校のすべての児童生徒に対し，人間尊重，男女平等の精神の徹底を図るとともに，人間の性に関する基本的事項を正しく理解させ，同性や異性との人間関係や，現在および将来の生活において直面する諸問題に対し，適切な意思決定や行動選択できるようにする」，と書かれている．現在はその後の学習指導要領の改訂に伴い，文科省中央教育審議会・専門部会で様々な考え方が論じられている状況にある．そのなかで出されている基本的な考え方には次のようなものがある．

・学校における性教育については，子どもたちは社会的責任を十分には取れない存在であり，性感染症等を防ぐとの観点から，基本的な立場は子どもたちの性行為は適切ではないとする．
・性教育を行う場合に，人間関係についての理解やコミュニケーション能力を前提とすべきで，安易に具体的な避妊方法の指導等に走るべきでない．
・心身の機能発達についての理解や，性感染症等の予防などの科学的な知識を理解させ，理性により行動を制御する力を養うこと．
・自分や他者の価値を尊重し，相手を思いやる心を育むこと．

などとなっている．指導要領の検討では，集団で一律に指導する集団指導の内容について議論すべきとされている．また，学校における性教育にあたっては，教職員の共通理解を図ること，児童生徒の発達段階を十分考慮することとともに，家庭・地域との連携を推進し，養育者や地域の理解を十分に得ることが重要とされている．次に小学校・中学校の指導要領について簡単に紹介する．

a. 小学校保健領域指導要領

　小学校の指導要領要旨について紹介する．
第1学年～第3学年：身体の清潔，安全などの基本知識
第4学年：身体の成長，初経，精通
第5学年：異性とのかかわり，性情報について
第6学年：魚を使った生命の誕生，思春期の身体と心，性の病気について

1 小学校の保健領域改訂の要旨

　身近な生活における健康・安全についての基礎的な内容を重視する．身体の発育・発達については，思春期には身体つきに男女の特徴的な変化があらわれ，初経，精通，変声，発毛などが起こること，異性への関心が芽生えること，そしてこれらは人によって早い遅いの個人差があることを教えることとなっている．

b. 中学校保健領域指導要領

次に中学校の指導要領について紹介する．
第1学年～第2学年：思春期の心と身体の発達，対人，特に異性との関係，性被害・加害など
第3学年：特定の異性とのかかわり，性感染症，エイズについてなど

1 中学校の保健領域改訂の要旨

小学校の内容を踏まえ，個人生活での健康，安全について基礎的な内容の重視，二次災害，医薬品に関する内容も取り上げる．

中学校第1学年～第2学年では心身機能の発達，変化と，心の健康が内容に含まれる．具体的には身体には多くの器官があり，様々な機能が発達するが，その時期や程度には個人差があること，思春期には下垂体からの性腺刺激ホルモンにより生殖機能が発達し，男子では射精，女子では月経がみられ，妊娠が可能となることを理解させる．また，性的発達に伴い性衝動，異性への関心が高まるため，異性の尊重，性情報への対応など，性に関する態度や行動の選択について理解させる．

中学校第3学年ではエイズおよび性感染症の予防が取り上げられる．これはエイズおよび性感染症の増加と低年齢化が社会問題となっていることから，これらの疾患や感染経路を理解させるためである．エイズの病原体はヒト免疫不全ウイルス（human immunodeficiency virus：HIV）であり，そのおもな感染経路は性的接触であるため，感染予防には性的接触をもたないこと，コンドームを使うことが有効なことにも触れる，としている．

2 性教育の歴史

江戸時代までの日本は性に関しては非常におおらかにとらえられていたが，明治時代以後に西洋文化に触れてからは，女子の貞操が強調されはじめ，昭和の時代になっても，性に関することには長い間タブーとする社会であった．終戦後の公衆衛生上の混乱と社会の貧困により急激に性病が増え，これに危機感を感じた文部省により戦後すぐに「純潔教育の実施について」という，性教育を公的に取り上げた最初の通達が出された．この内容としては，男女を同等の人格として生活・行動するための道徳的秩序を打ち立てることが主眼となっており，この道徳的側面が強い方向性が学校保健教科のなかで性教育として位置づけられた．1970年代に経済的な豊かさの回復により生活様式が変化し，マスメディアの影響のもとに性情報があふれ，若者を中心に様々な性意識が生まれた．それまでの禁欲的な性の観念から，開放的，しかし他面から見ると退廃的な性の氾濫となり，その結果，少年犯罪中の性犯罪が増加した．1980年代以降にも興味本位な性情報，セックス記事の氾濫，十代の妊娠・中絶の増加，新しい性感染症・エイズの出現などの問題が続き，性教育もこのような社会の変化に対応すべく，その方法や内容などに検討が加えられた．1990年代にHIVの感染拡大を契機に性教育ブームが起こり，1992年は「性教育元年」とよばれたが，すぐに「性教育バッシング」が起こり，ブーム前よりも後退する結果となった．

その頃から欧米などで広まっていた人間の性をセクシュアリティという広い概念で捉えようとする考え方が始まった．つまり，それまでの性教育における身体の一部としての性器や性行動を伝えることに加え，相手との人間関係や愛情，思いやりなどの社会的・心理的側面も含む知識・情報を与え，対人関係の作り方や意思決定にかかわる技能を習得させることが目的となった．このように性は人間の生活全体に根ざし，性と生は同じレベルとして捉える考え方が性教育のなかにも紹介・導入された．これにより性教育の目的は性知識や道徳的なモラルを教えるとの姿勢から，人の性を生理的，心理的，社会的な面から考える総合教育としてとらえる方向に進んだ．しかし，その認識が社会一般に浸透し認められる前に，1990～2000

年代にかけて思春期の子どもを取り巻くマスメディアなどの環境がさらに変化・悪化し，性行動の低年齢化，十代の人工妊娠中絶・性感染症の増加が社会問題となり，「健やか親子21」などの運動計画が策定されている．また，妊娠・出産するのは女性だけであり，いまだにジェンダーによる不平等のために女性のほうが男性より社会的に不利益を受ける機会が多いことから，女性の健康と人権を支援する包括的な社会・経済・文化的背景を含む「性と生殖に関する健康と権利」（リプロダクティブ・ヘルス／ライツ）の考え方が性教育の場にも取り入れられるようになった．

このようにわが国の性教育の始まりは，戦後の文部省から出された純潔教育が徐々に変化し，道徳面が強調されてきたが，その後の若者を取り巻く性情報，性意識の変化と混乱，それによる望まない妊娠・中絶・性感染症の増加という変化に対応できるよう，文部科学省や民間の性教育団体の取り組みで徐々に変化している．現在の性教育指導内容は生命誕生や性感染症予防，望まぬ妊娠への対応なども取り上げられ，多方面からのアプローチとして外部講師に依頼する学校も多くなっているが，教育現場では学校による格差，地域差などもあり，取り組みは様々である．

3 性教育の課題

わが国で実際に文部科学省指導のもとに行われている性教育・指導に対し，性教育の先進国といわれている北欧等と比較して遅れているとの指摘がインターネット等に多々みられる．それらの意見の多くは，子どもに対する性教育をもっと早くから始めるほうが望ましいとの内容や，教えるのは家庭か学校か，どこまで教えるのか，子どもに聞かれたときにどう答えるのか，など些細な点を採り上げているのが目につく．国連教育科学文化機関（ユネスコ）は2009年に「国際セクシュアリティ教育ガイダンス」において，性教育の開始年齢を5歳としているが，わが国では「寝た子を起こすな」という拒否反応が根強くある．ただ，わが国で性教育を指導する立場にある教師が困惑していることが多いことから，これら北欧を中心に行われているように，定められたカリキュラム指導のもと，トレーニングを受けた教師がセクシュアリティ教育を担当するのが望ましいとも考えられる．また，小中高校の性（セクシュアリティ）教育の場に，助産師や医師が出向いて一斉講義をする機会が増えており，さらに教育現場と医療現場の連携が増加することを期待する．

文部科学省では，平成27年4月30日に「性同一性障害に係る児童生徒に対するきめ細かな対応の実施等について」を通知し，翌年には「性同一性障害や性的指向・性自認に係る，児童生徒に対するきめ細かな対応等の実施について（教職員向け）」を通知し，具体的な配慮のあり方を示している．これらを受けて，心の性の多様性の理解や性的マイノリティについての配慮や指導が教育現場で求められているが，まだ教科書には反映されていない．ある時期には，性的マイノリティ＝LGBTI（Lesbian, Gay, Bisexual, Transgender and Intersex）として扱われていたが，今はインターセックス（DSD）については，切り離して論じられている．"こころ"や"からだ"の性の多様性については，多くの医師にとっても理解が困難であり，対応に難渋している事例が多いのが現実である．さらに，養育者や学校の教師にとっては理解が得られにくいことを想定して，対応する必要がある．

われわれDSDを多く扱う医療者であっても「性」の問題に直面すると困惑することが多く，多職種が協力しながらチームで診療を続けている．「DSDセミナー in 大阪」はこれまでに7回開催されたが，まだDSDに対する医療者への基本的な理解の浸透は不十分である．医療者のDSDへの理解のボトムアップを図りながら，性教育現場への情報発信や協働を行うことも今後の課題である．

（島田憲次，佐保美奈子）

第4章:一般の子どもの心理的成熟,性教育

コラム 助産師による出張性教育

　当センターでは,産科所属の助産師,看護師が地域の学校(小学校,中学校,高等学校など)に出張して性教育を行っている.授業の内容はあらかじめその学校の養護教諭などと打ち合わせをして決めている.学校教育の一環でもあるため,それぞれの学年の指導要領に基づいた内容に加えて,特に「命の大切さ」については臨床助産師ならではの臨場感をもった内容を盛り込んでいる.
　ここではおもに小学校での取り組みを紹介したい.
　最近では,4年生のときに「1/2成人式」という取り組みをしている学校も多い.10歳を迎えるにあたり,自分自身の生い立ちを振り返るという学習の一環で,「命の授業」と題して授業を依頼される場合が多い.出張授業の日が授業参観日にあたる場合もあり,養育者も参加することで自身の気持ちやわが子の成長を振り返る機会となっている.内容はまずは奇跡的な確率の受精から始まり,そして養育者がどのような思いでその大切な命をお腹で育んでいき,出産に至ったのか.さらには生まれた赤ちゃんが育っていく過程でどれだけ多くの愛情と労力が注がれてきたかについて授業をする(図1).授業のなかには分娩の寸劇も交えて,より臨場感をもたせている.陣痛に苦しむ産婦役に児童たちは「頑張れ!」と応援してくれる.また教師を産婦の夫役として飛び入り参加させ,産婦役の腰をさすってもらうと大いに盛り上がる(図2).もちろん経腟分娩だけではなく,帝王切開も紹介し,どのような方法であっても,お産はとても尊いものであることを伝えている.授業の前半は前述の内容を参加型の講義形式で行う.後半は体験型の学習を行っている.児童をグループに分けて,各ブースを体験して回っていく方式である.各ブースの内容を以下に示す.

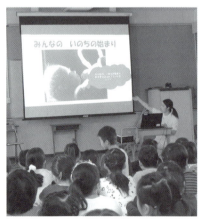

図1 ▶ 講義の様子
活発に意見が飛び交う.

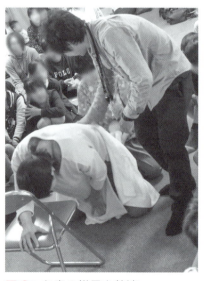

図2 ▶ お産の様子を熱演
真剣なまなざしで見守る児童と養育者たち.

コラム　助産師による出張性教育

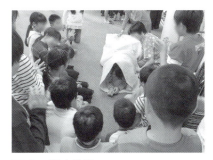

図3 ▶ 誕生体験
みんなで「おめでとう！」．

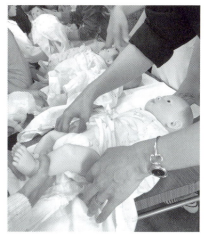

図4 ▶ おむつ交換とだっこ体験
養育者と一緒に．

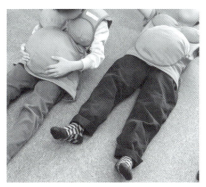

図5 ▶ 妊婦体験
「妊婦さんって大変だな」．

①**誕生体験**：布製のトンネルを潜り抜けて誕生の疑似体験ができる．出てきたときにはみんなで「おめでとう！」と声をかけあう（図3）．
②**おむつ交換とだっこ体験**：赤ちゃん人形を用いておむつ交換やだっこを体験する．1日の排泄の回数や，授乳の回数なども伝える（図4）．
③**ベビーカー押し体験**：跳び箱の踏切板や体操用マットを用いて，高低差のあるコースを作り赤ちゃん人形を乗せたベビーカーを押してみる．
④**心音聴取体験**：聴診器を用いて，自分や友人の心音を聴いてみる．同時に胎児心音（デモ用）も聴いてその違いを感じてみる．
⑤**妊婦体験**：妊婦体験ジャケットを着用し，大きなお腹の重みや動きづらさを体験する（図5）．
⑥**分娩のDVD鑑賞**：スタッフの分娩シーンを放映したものを観る．
などである．

　児童からは「お母さんがすごく頑張って産んでくれたことがわかった」，「赤ちゃんは可愛いけど，育児は思ったより大変だった」，「今度生まれてくる弟の世話をみようと思う」などの発言があり，分娩や育児について新鮮な気づきの場となっている．

　授業の全体を通して，個々の命がいかに大切に育まれてきたかということ，それとともに周りの友人の命も同じく大切であること，そして養育者への感謝の気持ちをもってもらえるようなメッセージを伝え続けている．

（藤川陽子）

第5章：DSDの教育と自立支援─移行期医療，移行期外来の役割

1 移行期医療とは

　小児医学の進歩により，小児期発症の慢性疾患患者の多くは，生活上の配慮や薬物治療により安定した状態で成人を迎えるようになり，成人年齢に達する小児期発症慢性疾患患者は増加傾向である．しかしながら，定期的な健診や継続的な薬物療法，生活上の制限を必要とするものも多く，健常者とは異なった配慮が必要となる．そのため，成人を迎えた小児期発症疾患患者を小児科医療から成人科に転科できるような支援を，早期から始める重要性が増している．

　移行期医療（トランジション；transition）とは，小児期医療から個々の子どもに相応しい成人期医療への移り変わりを計画的に行う時期の医療（図1）であり，そこでは近い将来の生活設計まで含めた自立支援と疾患理解へ向けた教育が行われる．移行期医療とその支援は病気が発症したときから始まるが，子どもが段階的に養育者から離れるように，小児期発症慢性疾患の診療の主体が養育者から本人へ移行する思春期・青年期に最も推進される．移行期医療は，小児期から成人期，老人期まで続く継続した慢性疾患医療の一時期である．トランスファー（transfer）は，小児診療科から成人診療科への単なる物理的「転科」で，移行期医療とは異なる概念である．小児期発症慢性疾患の移行期医療において主治医および医療関係者がなすべきことは，1）子どもと養育者に対して自立支援と疾患理解のために十分時間をかけて繰り返し説明を行うこと，2）成人診療科との連携によって生涯管理をongoingで発展させ，常に最良の医療を提供できるようにすることである．

　日本小児科学会が小児期発症慢性疾患を有する患者の移行期医療に関する提言[1]のなかで，以下の4点について検討される必要があると述べられている．
①移行期医療では子どもの自己決定権を基本としどこで診療を受けるかは子どもの選択によること，移行

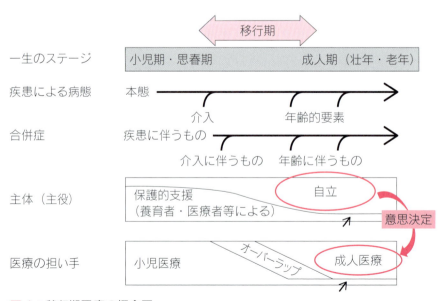

図1 ▶ 移行期医療の概念図
（横谷　進，他．移行期の患者に関するワーキンググループ．小児期発症疾患を有する患者の移行期医療に関する提言．日本小児科学会雑誌　2014；**118**：96-106 より改変）

にあたっては子どもと養育者の十分な納得が得られていること.
②年齢とともに変化する病態や合併症に対応できる小児期から成人期までシームレスな診療体制の構築.
③人格の成熟過程に基づいた年齢相応な対応の仕組み.
④疾患・病態により異なる個別の多様な対応が必要で，成人科診療に完全に転科する，小児科診療の併診，小児科診療の継続の3つの選択肢を設けること.

また，移行支援については，次の6つの領域のプログラムが必要となる.
①子どもが自分の健康状況を説明する（自己支持）.
②自ら受診して健康状態について述べる，服薬を自己管理する（自立した医療行動）.
③妊娠の疾患への影響，避妊の方法も含めた性的問題の管理を行う（性的健康）.
④様々な不安や危惧を周囲の人に伝えサポートを求めることができる（心理的支援）.
⑤自らの身体能力にあった就業形態を選択する（教育的，職業的計画）.
⑥生活上の制限や趣味について理解する（健康とライフスタイル）.

移行期医療の推進により，小児期発症慢性疾患の子どもたちが生涯続く医療や病気との付き合いのなかで疾患を自分のものであると真に認識することが，治療からのドロップアウトを阻止しアドヒアランスを向上させることに寄与すると考えられる.

DSDはまさに移行期医療の対象であり，診断がついた時点から将来を見すえた子ども達・養育者への教育が始まる.

文献

1) 横谷　進, 他. 移行期の患者に関するワーキンググループ. 小児期発症疾患を有する患者の移行期医療に関する提言. 日本小児科学会雑誌　2014；**118**：96-106

（位田　忍）

第5章：DSDの教育と自立支援—移行期医療，移行期外来の役割

2 大阪母子医療センターにおける移行支援—自立支援

❶ 当センターでの自立支援の取り組みの概略と移行支援シート

　当センターでの移行支援の取組みは，2012年のセンター内組織「移行期医療を考える会」での，年長患者の実態把握と，移行に必要な支援の検討から始まった．その後，その会は，①成人病院との連携を模索し移行環境を整える，②本人が病態や治療を理解し自律的な行動がとれるようにする，というそれぞれの目的別に活動した．後者の活動の一部として，看護師と心理士からなる「ここからの会（"からだと一緒にこころも大人に""ここから始める移行期支援"の意）」が発足し，支援方法の検討や事例検討，勉強会を開催した．そして，2016年には，ここからの会の活動として「移行支援シート」を作成した[1]（図1）．

　移行支援シートとは，慢性疾患をもつ子ども自身が自分の身体を理解し主体的に対応できるように，子どもの発達段階に合わせた支援の指標としたものであり，日本小児看護学会の「慢性疾患患者における支援のあり方」についてのシートをもとに，当センター版として，成長発達に応じて移行支援プログラムを加味したシートである．横軸は，支援対象となる年齢で，0歳から始まり，成人期までである．縦軸には，支援される側の子どもと養育者，さらに，支援する側の医療者（医師，看護師，心理士や保健師など）の欄を設けた．

　子どもに関しては，療養行動における到達目標，各年齢層の発達の特徴と課題，そして，病気／治療に関すること，病気の捉え方等について記載し，各年齢層での目標，めやすとなる状態，行動を示した．養育者に関しては，子どもとの向き合いかた，病気／治療に関すること，セルフケア行動の促進，就学／就職などの項目を設定している．

　このシートの作成にあたっては「養育者」の欄を重視し，たとえば，養育者が子どもの病気をどのように受け止め，病気とともに生きていく子どもといかに向き合っていくかの見通しやめやすを盛り込んだ．たとえば，子どもとの向き合い方の項目では，

- 子どもの疑問や問いかけを受け止め，発達段階に即して，必要な事柄を伝えていく．
- 子どもが触れてはならないと感じる領域をつくらない．
- 子どもの疑問や不安について，聞く姿勢を持ち，丁寧に答えることができる．
- 子どもと何でも話し合える関係をつくることができる．
- 病気に向き合う家族の姿勢が，子どもの病気への向き合い方となる（家族が受け入れられない病気を，子どもが受け入れることはできない）．
- 病気以外の子どもの世界を広げる（好きなこと，嫌いなこと，友達関係，将来の夢など……）

である．これらの基本姿勢は，どの年齢でも重視したいと考えている．

　種々の医療者の欄では，各年齢層でどのような支援をするかを記載している．すべての年齢層に共通するものとして，医療者全員の子どもと家族への向き合い方を示した．それは，

- 子どもの疑問や問いかけを受け止め，発達段階に即して，必要な事柄を伝えていく．
- 子どもが触れてはならないと感じる領域をつくらない．
- 子どもを主体とした言葉のやりとりを重視する

等である．このように，われわれ，支援する医療者も，子どもの人生にどのように向きあっているのかを絶えず自分自身に問うことが重要である．

　この移行支援シートは，個々の発達レベルを考慮し，現状を把握したうえで，次のステップへの目標を

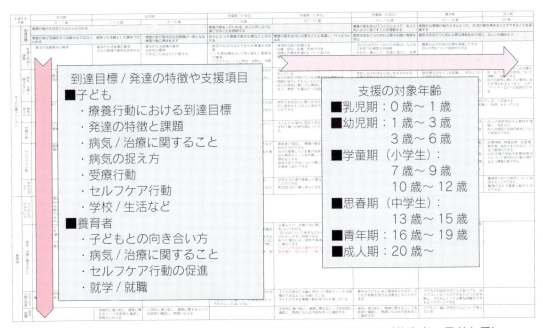

図1▶移行支援シート「子どもの療養行動における自立のためのめやす」(養育者・子ども用)
(江口奈美,他.小児期発症慢性疾患の子どもの自立に向けた多職種による支援〜移行支援シート「子どもの療養行動における自立のためのめやす」を作成して〜.大阪母子医療センター雑誌 2017;33:67-75 より改変)

確認するためのものである．そして，乳児から成人にいたるまでの長い成長過程の方向性，見通しを，時間軸に沿って養育者と子と医療者が共有し，現在が，成長過程のなかの，どこに位置しているのかを把握できるところに意味がある．

　使用の際には，子どもができるところから，繰り返し，ステップを踏んでいくことが大切である．支援者が一方的に教え込む，また，支援したと思い込むことなく，子どもの理解度，状況を絶えずモニターしていく必要があろう．

❷ 移行期支援と「安心の基地」

　当センターの移行期支援では，発達心理学の「安心の基地」「安心感の輪」という考え方をベースにしている．

　子どもは出生直後からの養育者と子の関係性を通じて，養育者は自分を守り，気持ちを調整してくれるという安心感，信頼感を有していく．そして，成長に伴い，赤ちゃんや幼児は外界への関心や興味を抱くようになり，「安心の基地」である養育者の元から離れ，活動し，探索し始める．そして，養育者から離れた世界で，痛い体験をしたり，恐れや不安が生じて気持ちが崩れたりすると，子どもは，確実な避難所である養育者のもと，つまり「安心の基地」に逃げ込むのである．子どもの日常は，こうしたことの繰り返しであり，これは「安心感の輪」と呼ばれている[2]（図2）．

　そこには，危機によって生じる，恐れや不安などのネガティブな情動状態を，他の個体と「くっつく」ことで低減・調節しようとする「アタッチメント」という人間の生得的に備わった機能が働いている[3]．つまり，人は，誰かにくっつくことで，不安を取り除き，自らが安心，安全であるという主観的な意識を取り戻そうとするのである．

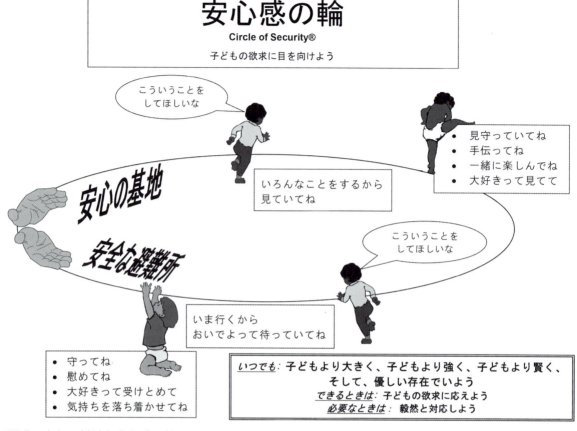

図 2 ▶ 安心の基地と安心感の輪
(web page : Circleofsecurity.org©2000 Cooper, Hoffman, Marvin & Powell（北川　恵，他訳，2013）COS International より許可を得て掲載）

　望ましい子どもの発達とは，この「安心の基地」から広がる「安心感の輪」が徐々に大きくなっていくことである．学校生活や友人関係の広がりのなかで，心配や不安になったときに，養育者など信頼のおける大人のもとに逃げ込み，助けを求め，安心感を得て，再度，外界に向かっていく．思春期以降になると，「安心の基地」は自分を見捨てないという見通しや信頼が心のなかにでき（内在化），実際には，「安心の基地」には戻ってこないかもしれない．しかし，その結果として，ひとりで色々なことができていくのである．このような心理学的なつながりを支えとして，子どもは，自律的に，ひとりで行動できるようになると考えられている．

　これは，病気とともに人生を歩む子どもたちも同様である（図 3）．

　新しい世界への挑戦のときに，病気の子どもは，より不安や心配を感じ，様々な場面で安心感が揺らいでしまうかもしれない．その子どもたちが，独り立ちしていくために重要なのは，「困ったときに助けを求めよう」「大人に聞いてみよう」「そうすると，自分でできるかも」と思い，養育者や病院・医療者を「安心の基地」として活用してくれることである．

　われわれが，子どもにとって「安心の基地」になるためには，医療者と子ども・養育者との間に，相互の信頼に裏打ちされた関係があることが前提となる．「移行支援シート」を 1 つのめやすとして，ともに，その子どもの将来を見つめながら，時間をかけて行きつ戻りつすること自体がその関係構築の一助になる．

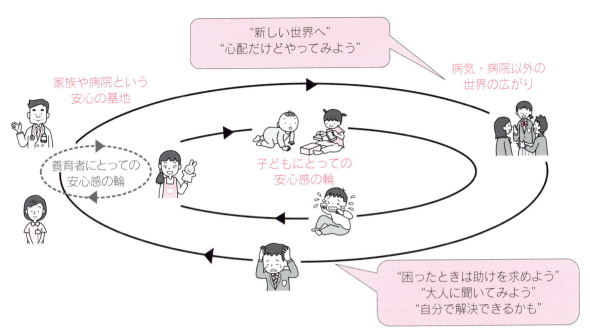

図3 ▶ 子どもの発達と自立を支える「安心の基地」

　そして，養育者にも「安心の基地」が必要である（図3）．子どもの病気や将来への不安や恐れによって，養育者自身のアタッチメントも活性化されているからである[4]．養育者を支え，養育者にとっての「安心の基地」になれるのは，われわれ医療者である．子どもにとって養育者が，その養育者にとって病院が，というように，子どもを二重の構造で，情緒的に抱える環境を提供していくことが望まれる．

　成人の医療への移行は，この抱える環境の変化を意味するので，養育者や子どもに安心感の揺らぎを生じさせてしまう．したがって，移行支援のなかで最も大切なのは，移行先の病院が「安心の基地」になれるような"準備と橋渡し"をすることなのかもしれない．たとえば，病院間の顔の見える連携と情報共有があって，主治医が移行先の医師を知っているという事実を伝えられるだけでも，養育者と子どもに安心感をもたらすであろう．そして，子どもと家族の個別性を考慮しつつ，特に，何が整うことで「安心して移行できるのか」を，心理的，社会的な側面も含めて，ソーシャルワーカーや心理士などを含めた多職種で検討・協働していくことが重要である．

文献

1) 江口奈美，他．小児期発症慢性疾患の子どもの自立に向けた多職種による支援〜移行支援シート「子どもの療養行動における自立のためのめやす」を作成して〜．大阪母子医療センター雑誌　2017；**33**：67-75
2) 北川　恵．養育者支援—サークル・オブ・セキュリティー・プログラムの実践．数井みゆき（編者），アタッチメントの実践と応用．ミネルヴァ書房，2012；23-43
3) 遠藤利彦．アタッチメント理論とその実証研究を俯瞰する．数井みゆき，他（編著），アタッチメントと臨床領域．ミネルヴァ書房，2007；1-58
4) 山本悦代，他．小児医療における親と子どもの不安，危機感への対処．数井みゆき（編者），アタッチメントの実践と応用．ミネルヴァ書房，2012；86-104

（江口奈美，山本悦代）

第5章：DSDの教育と自立支援―移行期医療，移行期外来の役割

3 大阪母子医療センターのDSDの移行期医療

　DSDは生涯管理が必要であり，移行期医療の対象疾患である[1]．DSDの病態とこれまでの治療経過を患者本人に「いつ」「どのように」伝え，自立支援するかが問題である．子どもが疾患を理解し自立していくためには，段階的な繰り返しの教育が本人と養育者へ行われることが望ましいが，わが国ではまだ確立されたものがない．2012年当センターでの性科学者ハワイ大学Milton Diamond教授の講演で"DSDは身体的体質であり病気ではない．DSDのサポートにあたっては嘘がないことが重要で，本人，養育者，医療者など，関わる全ての人達の出発点を同じにしなければ真のサポートはできない"と述べている．当センターではこれ以降，DSDの移行期医療に積極的に取り組んでいる．

① DSDの移行期医療―いつどのように伝えるか

　DSDは，身体的体質であり，病気ではないが，自己同一性に「性」が直接関係する疾患である．DSDの疾患説明に関しては，現在も本人へ伝えることに躊躇する風潮は養育者および医療者のなかに残っていることは否めない．当センターのDSDサポートチームの基本方針の1つに，「隠しごとなく，正しい情報をくり返し提供していきます」がある．ここでは，子どもにDSDの状態を"伝えるか伝えないか"が問題なのではなく，"いつ，どのように"伝えるかが問題なのであり[2]，そのためにも，性分化の機序を具体的に養育者が理解できるように説明すること，養育者のどんな心配事にも答えることの保障を担保することが大切である[3]．

　慢性疾患をもつ子どものたちの生活自立を考える際に，最も重要なのが，自分の身体・精神状況を把握することであるといわれている[4]．DSDの子どもが自分の病気を理解することは，内服や受診行動へ主体的に取り組むきっかけともなり，病気や治療を子どもに隠さず伝える養育者や医療者の姿勢は，セクシュアリティの課題に直面する青年期の自己同一性への獲得にも重要な鍵となる．

　子どもへ疾患説明を行う時期は，病状や患者本人および養育者の認知・心理的な準備性からも統一されてはいないが，11歳前後には子どもの「病気」の原因に関する認知は成人と似てくる[5]といわれており，学童期には，認知・言語の発達に応じて，なぜ治療が必要なのかをわかりやすく説明することが重要である．家族が子どもへ説明の時期を逃すと，改めて病名の告知を行うことになり，子ども自身強いショックを受ける可能性がある．そのため，それまでに計画的・段階的な情報提供が必要であり，年齢相応の病気の理解の基盤をつくることが重要であるとともに，養育者と子の心理的サポートも必要であるとされている[6]．そのため，当センターでは，DSD患者用に，新生児期から成人期までどのように子ども・家族のサポートが必要であるのかを示した「子どもの自立を支援するための移行支援シート」（p.104）を作成した[7-9]．そのなかでは，5〜6歳をめどに，医療者から養育者に病態と性の発達について再度説明することから始めて，10〜12歳，15〜18歳頃には，医療者から子どもに応じた病気の説明を繰り返し行い，子どもの自立を支援していく．

　21-水酸化酵素欠損症（21-hydroxylase deficiency：21-OHD）女児（10〜22歳の患者13名）と養育者（9〜18歳の患者の保護者15名）を対象とした研究では[10]，養育者が病気に関する説明を行ったきっかけは，子どもから質問を受けたことが7割であった．子どもからの質問時は病気理解を育む最大の機会と捉え，そのタイミングを逃さず対応していくことが重要となる．仮に，病気に関する子どもからの質問

表1 ▶ DSDの移行支援（大阪母子医療センター）

	対応
診断時 （gender assignment のとき）	養育者へ疾患（病名，病態，治療，予後）の説明 今後の治療方針の説明に加えて ・5歳頃から子どもへの説明を開始すること ・子どもの気持ちを尊重し将来的に性別の変更の可能性があることなども養育者へ伝える
5～6歳	養育者へは疾患の再説明（子どもは側で聞いている状況で） ・手術内容を含めて説明する 子どもへの説明を始める ・受診や採血，服薬の理由などを説明する
思春期開始前後 （9～10歳）	子どもへの疾患の説明（1/2成人式） 養育者から子どもに病名・病態を伝える ➡ 主治医が補足，看護師が寄り添う ・過去の手術内容や治療の説明 ・今後の治療方針 ・評価尺度やチェックリストを用いて疾患理解度，readinessやQOLの評価を行う→支援方法を検討する
15～20歳	子どもへの確認と説明（繰り返し） ・生涯管理の説明 ・成人期の問題点の説明 ・評価尺度やチェックリストを用いて疾患理解度，readinessの再評価やQOLの評価を行う→支援方法を検討する
20歳～	成人期医療への移行，あるいは併診

に答えない，もしくははぐらかす態度をとった場合，子どもは自身の疾患に対し「聞いてはいけないこと」と認識する可能性がある．そのため，子どもからの質問時に養育者がどのように向き合うかが，その後の子ども自身の病気理解と受容に大きく影響を及ぼすことをあらかじめ養育者へ伝え，ともに準備をしていくことが求められる．ただし，子どもの心理的な準備が整っていない状況下で病気説明を行うことは非常に危険である．養育者だけでなく，医療者も子どもが自分自身や病気に対してどのように捉えているか，何を知りたいと考えているかについて日頃から把握し，年齢で一律に区切るのではなく病気説明の内容やタイミングを十分に検討していくことが重要である．たとえば，診察室以外でも，多職種が連携し患者が自分の思いを表出できる場所や対象をもてるようにしていく必要がある．自己認識の高まる10歳頃より，子どもと医療者との二者面談を取り入れ，本人の病識や知りたいことを確認するとともに関係づくりを始めることは将来的な自立支援に向けた基盤ともなる．21-OHDの病態を説明したときの養育者から見た子どもの反応は，7割以上が「驚くことなく平然としていた」「理解を示した」とのことであった．実際に，子ども側も「動揺をしなかった」と約半数が回答していた．一部にショックを示した子どももいたが，一時的な反応がほとんどであり，医療者や養育者は病気説明について子どもの心理的な衝撃を過度に心配しすぎる傾向がある．このことからも21-OHDの疾患特性を踏まえて，遅くとも内服薬の自己管理を任され初経の始まる小学校高学年頃までには病気説明を行っていくことが望ましい．

また同研究にて，子どもが病気説明を受けたいと希望する対象者は，母・父・医師が約4割近くを占めていた．説明を行う対象は，子どもの理解を深めるためにも子どもが安心し信頼できる存在が望ましい．今までの経験から，養育者をエンパワーメントすることでおもに母親が子どもへ初回の病気説明を行い，その後に医療者が説明を行う段階式の支援を行っている．医療者は，養育者の不安や疑問が高まっていないかを把握しながら，ともに考える姿勢をもち続けていく．また，医療者は日頃の子どもの認識や生活行

表2 ▶ DSD トランジション外来

1月に1回　3時間（午後枠） メンバー：泌尿器科医，消化器・内分泌科医 　　　　　看護師（外来DSD担当看護師） 　　　　　子どものこころの診療科（児童精神科）医，小児婦人科医，臨床心理士，遺伝カウンセラー 　　　　　→必要に応じて適時介入する 外来前後に打ち合わせを行う 説明内容と役割分担 　消化器・内分泌科：内分泌的な病態について説明 　　（養育者への説明→打ち合わせ→子どもへの説明） 　泌尿器科：おもに乳児期の手術について説明 　　（養育者への説明→子どもへの説明） 　看護：養育者担当，子ども担当に分かれて，養育者，子どもの現在の認識確認と説明に関する希望や考えの聴取→医師への伝達→説明後の理解や思いの確認 　子どものこころ科：こころの成熟のサポート，必要に応じ診療予約 　遺伝診療科，遺伝カウンセリング： 　　本人が希望した時に診療予約をとり，DSD担当看護師が同席する 移行期支援のアウトカムの評価 　疾患理解度，社会適応，QOLなど

動を把握したうえで，成長や自立を育む支援に意図的に介入することが望まれる．

❷ DSD トランジション外来

　当センターでは Sexuality Information and Education Council of the United States（SIECUS）のプログラム[2]，すでに検討されているターナー症候群でのフォローアップ体制[11]を参考にして，DSDにおける説明の時期や説明の方法を検討し，多職種で計画的に疾患説明と自立支援を実践するためにDSDトランジション外来を立ち上げた．月1回開催しDSDトランジション外来での役割分担と対応は表1，2の通りである．
　養育者とあらかじめ面談し疾患理解を促し，本人への病名の告知の時期や説明方法を相談したうえで，ひとりに時間をかけて，本人と養育者に別々に対応し，外科的介入症例には，外科治療の説明も行う．子どもの性的発育，性自認は一定のプロセスを経るが，個人差もあること，子どもとの信頼関係を築くには子どもの質問に誠実に，正確に答えることである．大人になったDSDの人たちが一番傷ついたことは性自認，性指向が"一般の人"と違うことで養育者が自分たちを　拒否—つまり恥ずかしがったことであった．いつでも相談できるルートをもつことで養育者は安心し，子どもや周囲への説明方法をともに考え，病気説明は本人の知りたい事柄や時期を尊重し医師と養育者が連携して子どもが病気を受けとめる支援をする[10]．新生児・乳児期に説明をした後は[12-14]，病態の説明をする機会が少なかったが，このDSDトランジション外来で時間をかけてゆっくりと養育者へも繰り返し説明し理解を深めた後，子どもへ説明をすることで子どもと養育者の疾患の理解度と受け入れが進んでいる．今後はこの移行期外来の効果を検証していくこと，成人診療科への転科あるいは，1～2年に1度程度の継続診療を当センターで行いながら成人診療科，婦人科や泌尿器科との併診のなかでハブとしての役割を担っていくかなど個別の転科方法に対応することが課題である[1]．

文献

1) 横谷進,他.移行期の患者に関するワーキンググループ.小児期発症疾患を有する患者の移行期医療に関する提言.日本小児科学会雑誌 2014;**118**:96-106
2) Mazur T. Symposium on Information and Communication in the Context of DSD; Communication with Children and Adolescents About Their DSD: One Stop on the Journey. 9th Joint Meeting of Pediatric Endocrinology. 2013.
3) 宮本信也.性分化異常と関連する心理的問題.奥山眞紀子(編),病気を抱えた子どもと家族の心のケア.日本小児医事出版社,2007;133-139
4) 谷口明広.慢性疾患をもつ子どもたちの生活の自立と将来計画.小児内科 2011;**43**:1442-1445
5) 武田哲郎.慢性疾患児の自己管理支援のための教育的対応に関する研究.大月書店 2006;102-107
6) 永井洋子,他.子どもの発達;小児をケアするにあたって こころの発達(子どもの理解—こころと行動のへのトータルアプローチ)—(子どもの発達理解).小児看護 2004;**27**:1074-1078.
7) 水口 雅(監),石崎 優子(編著).小児期発症慢性疾患患者のための移行支援ガイド.じほう 2018
8) 成人移行支援看護師・医療スタッフのための移行支援ガイドブック(第2版) http://puberty.sakura.ne.jp/book/(2019年5月閲覧)
9) 江口奈美,他.小児期発症慢性疾患の子どもの自立に向けた多職種による支援〜移行支援シート「子どもの療養行動における自立のためのめやす」を作成して〜.大阪母子医療センター雑誌 2017;**33**:67-75
10) 石見和世,他.1施設における先天性副腎過形成女児への病気説明の実態調査.小児保健研究 2018;**77**:347-354
11) 藤田敬之助.Turner 症候群における成長障害.日本小児内分泌学会(編),小児内分泌学.診断と治療社 2016;196-198
12) 日本小児内分泌学会性分化員会,厚生労働科学研究費補助金難治性疾患克服研究事業 性分化疾患に関する研究班.性分化疾患初期対応の手引き.日本小児科学会雑誌 2011;**115**:7-12 http://jspe.umin.jp/medical/files/seibunkamanual_2011.1.pdf(2019年5月閲覧)
13) Hughes JA, et al. Consensus statement on management of intersex disorders. Arch Dis Child 2006;**91**:554-562
14) 大阪府立母子保健総合医療センター(編),位田忍,島田憲次(編集主幹).性分化疾患ケースカンファレンス.診断と治療社,2014

(位田 忍,伊藤衣里,石見和世,江口奈美,菅田純子)

第6章：DSDの成人期医療の問題点

1 外科手術に伴うもの，癌化の問題

❶ 外科手術に伴う長期合併症

a. 外科手術

　DSDに対する外科手術は，外陰部形成術と性腺摘除術である．手術の選択は，各々のDSD疾患や養育性に依存する．手術の選択や時期に関しては，信頼できる小児泌尿器科医や小児内分泌科医を中心とするDSD医療チームとオープンな関係のなかで考慮すべきである．もし，養育者や本人が，手術の選択や時期について迷いが生じた場合には，納得のいく治療ができるように，違う医療機関の医師に第二の意見（セカンドオピニオン）を求めることで疾患に対する理解が深まり，より納得して治療に臨むことができる．また，DSDに対する外科手術は，DSDに対する手術経験が豊富な外科医によってなされるべきである．

b. 外科手術に伴う長期合併症

1) 女性化外陰部形成術（陰核形成術，腟形成術および陰唇形成術）

　女性化外陰部形成術のゴールは，女性様の外性器外観を形成し，腟と尿道を分離することにより尿失禁や尿路感染なしに自然排尿を可能とし，腟形成により性機能や生殖機能を獲得することである．

　DSD成人女性の性機能や性的QOLに対する評価は一定しないが，一般的には低下すると考えられている．性機能や性的QOLにおいて，内科治療，外科手術および社会心理的な継続的なかかわりが，どれだけの影響を与えるかについては明確にされていない．

　陰核形成は，過去に施行されていた陰核切断と比較して，陰核の神経を温存し，陰核体部の海綿体のみ切除する手術手技の進歩により，性機能（オーガズムの獲得）は温存されるようになってきた．小児期に腟形成を施行した女性の多くは，月経流出路閉塞や性交渉困難により腟に対する再手術を必要とすることが多い．再手術のおもな理由は，腟狭窄や腟口狭窄である[1]．

2) 男性化外陰部形成術（尿道下裂修復術，陰嚢形成術）

　男性化外陰部形成術のゴールは，尿道を亀頭部先端まで形成し，立位排尿を可能とし，また陰茎をまっすぐにし，性機能や生殖機能を獲得することである．尿道下裂修復術は，複数回の手術を要することが多い．ミュラー管遺残組織は，排尿障害や尿路感染といった臨床症状が現れたときには，摘出することを考慮する．

❷ 性腺腫瘍化の問題

a. 胚細胞腫瘍の発生

　DSDでは，卵巣，精巣および異形成性腺に胚細胞腫瘍を発生することがある[2]．一部のDSDでは胚細胞腫瘍のリスクが高いことが知られている（表1）．性腺に発生する胚細胞腫瘍は，seminoma, nonseminomaやgerminomaである．胚細胞腫瘍は，性腺芽腫（gonadoblastoma：GB）やgerm cell neoplasia in situ（GCNIS）といった前癌病変から悪性形質転換する．胚細胞腫瘍の発生には年齢，性腺の存在部位，Y染色体，*testis-specific protein Y-encoded*（*TSPY*）遺伝子，外性器の表現型，生殖細胞の存在などの因子が関与すると考えられている（表2）．DSDが明確に分類されていなかったことや歴史的に小児期に予防的に性腺が摘除されていたことから，性腺の腫瘍発生に関する自然史は完全には明らかにされていない．

表1 ▶ 性腺の前癌病変の発生リスク

DSD	前癌病変リスク（％）
WT1遺伝子変異（+TSPY）（フレイジャー症候群，デニス・ドラッシュ症候群）	40〜60
性腺異形成（+TSPY）	12〜40
PAIS	15〜20
ミュラー管遺残症	5〜18
CAIS	0.8〜15
卵精巣性DSD	2.6

CAIS：完全型アンドロゲン不応症，PAIS：部分型アンドロゲン不応症．
(Pyle LC, et al. A practical guide for evaluating gonadal germ cell tumor predisposition in differences of sex development. Am J Med Genet 2017；**175**：304-314 より改変)

表2 ▶ DSDでの前癌病変や胚細胞腫瘍発生に関与する因子とリスク

	高		低
性腺の形態	性腺異形成（complete）	性腺異形成（partial）	精巣/卵巣
性腺の位置	腹腔内	鼠径部	陰嚢部
生殖細胞の存在	あり		なし
年齢	成人期	思春期	前思春期
TSPY	陽性		陰性

(Pyle LC, et al. A practical guide for evaluating gonadal germ cell tumor predisposition in differences of sex development. Am J Med Genet 2017；**175**：304-314 より改変)

1 46,XX DSD

*TSPY*遺伝子を有さない非モザイク型の46,XX DSD本人では，胚細胞腫瘍のリスクは高くない．46,XX DSDの大部分を占める21-水酸化酵素欠損症による先天性副腎過形成では，GBやGCNISは報告されていない．46,XX核型を有する（Y成分をもたない）卵精巣性DSDでは，胚細胞腫瘍のリスクは2.6％と高くない．

2 46,XY DSD

① アンドロゲン不応症（androgen insensitivity syndrome：AIS）

アンドロゲン受容体異常を起因とするアンドロゲン作用低下によって男性化が障害される．表現型は完全女性型から不完全男性型まで様々であり，多くは停留精巣を合併する．完全にアンドロゲン作用が障害される完全型アンドロゲン不応症（complete AIS：CAIS）と部分的にアンドロゲン作用が障害される部分型アンドロゲン不応症（partial AIS：PAIS）に大別される．

アンドロゲン作用障害の程度が重症であれば，前癌病変や胚細胞腫瘍発生のリスクは低くなる．CAIS女性において，前癌病変のリスクは前思春期では0.8〜2％，一方，思春期後では15％と増加する．思春期以降では加齢とともに腫瘍発生リスクは増加すると報告されている［25歳：3.6％，50歳：33％］．CAIS女性においてしばしば精巣は腹腔内に存在しており，本人の性心理的発達に影響を与えないこと，思春期前では腫瘍発生リスクが低いこと，精巣から分泌されるテストステロンは，アロマターゼ作用により末梢でエストロゲンに変換され自然な二次性徴の発来が可能である点を考慮して，思春期まで精巣は摘除しな

いことが一般的である．思春期以降での精巣摘除は，摘除後には性ステロイドホルモン補充が必要になることから，本人への十分な説明と同意のうえで考慮される．

　思春期以降の CAIS において，精細管構造が粗になり，精細管内はセルトリ細胞のみとなり精子形成は認めない．一方，一部の PAIS では，思春期以降に精細胞を認めることがあり，胚細胞腫瘍発生リスクが CAIS と比較して高いことが知られている．PAIS では前癌病変のリスクは 15 ～ 20% であると報告されている．陰嚢内に精巣が存在する PAIS での胚細胞腫瘍発生リスクは不明である．

② 完全型性腺異形成（スワイヤー症候群）

　スワイヤー症候群は，46,XY の核型を有しながら両側性腺異形成のために表現型は完全女性型を呈する疾患である．前癌病変発生のリスクは 10 ～ 35% と高い．多くの症例は，原発性無月経で発見され，性腺摘除することが勧められる．

③ フレイジャー症候群，デニス・ドラッシュ症候群

　フレイジャー症候群は，進行性の腎疾患（巣状糸球体硬化症）を有し，46,XY の核型を有しながら両側索状性腺のために表現型は完全女性型を呈する疾患群である．索状性腺は，性腺摘除することが勧められる．デニス・ドラッシュ症候群は，46,XY DSD，急速に進行する腎症，ウィルムス腫瘍を呈する疾患群である．ambiguous genitalia（性別不詳）で発見されることが多い．性腺は，索状性腺から正常に近い精巣まで様々である．両疾患群は，*WT1* 遺伝子変異が原因であり，前癌病変発生のリスクは 40 ～ 60% と高い．男性として養育している場合には，精巣固定術がなされており，腫瘍発生については長期間の経過観察が必要である．

④ ミュラー管遺残症

　ミュラー管遺残症（persistent Müllerian duct syndrome：PMDS）は，外性器の表現型は男性であり，片側もしくは両側の停留精巣と遺残した子宮，卵管や prostatic utricle に開口する腟を併せもつ病態である．手術は，単一の停留精巣と同様に，生後 1 歳 6 か月までに行い，精巣固定術が勧められる．胚細胞腫瘍の発生頻度は 5 ～ 18% であり，単一の腹腔内精巣での腫瘍化のリスクと同等である．精巣腫瘍発生の報告は成人例がほとんどであり，小児期ではまれである．一方，温存したミュラー管組織の悪性化が報告されている．多くは成人期であり，小児期は 4 歳と 14 歳の 2 例のみ報告されている．squamous cell carcinoma, clear cell carcinoma, papillary cystoadenocarcinoma や adenosarcoma などが報告されている．

３ 性染色体異常に伴う DSD

　Y 染色体成分，特に *TSPY* 遺伝子を有する混合性性腺異形成やターナー症候群では，前癌病変や胚細胞腫瘍発生のリスクは 12 ～ 40% である．代表的な核型は，45,X/46,XY のモザイクである．dysgerminoma は，13 ～ 24 歳で認められ，思春期以降では加齢とともに腫瘍発生リスクは増加する．女性として養育されている場合には，性腺摘除することが勧められる．陰嚢内に精巣が存在する Y 染色体をもつターナー症候群では，腹腔内に比較して腫瘍発生のリスクは高くない．*TSPY* 遺伝子を有さない 45,X の核型であるターナー症候群では胚細胞腫瘍発生のリスクは低く，性腺摘除は必要としない．

b. 思春期以降の臨床管理

　現在，性腺の経過観察における明確な治療指針は存在しない．DSD では，異形成性腺が温存されている場合（特に腹腔内に温存されている場合や Y 染色体が存在する場合）には思春期以降の成人期に悪性化するリスクが高くなることは本人および家族に説明する必要がある．表 1 に示すように，一定の悪性化リスクがあると考えられる DSD では，思春期以降に性腺生検も考慮される．陰嚢内や鼠径部に触知可能である性腺に関しては自己による触診を指導し，性腺容量の急速な増大を認める場合には医療機関を受診するように説明する．陰嚢内や鼠径部に存在する性腺では 1 年ごとに超音波検査を施行する．一部の胚細

胞腫瘍（おもに nonseminoma，絨毛癌や卵黄嚢腫瘍）では，血中 α-胎児性タンパク（alpha-fetoprotein：AFP）やヒト絨毛性ゴナドトロピン（human chorionic gonadotropin：hCG）が上昇するので臨床診断に一助となるが，定期的に検査はしていない．おもに CAIS 患者での腹腔内精巣の臨床管理として MRI による画像診断が有効である可能性がある．しかしながら，GB や GCNIS などの前癌病変は描出できないと報告されている．

　Y 染色体を有する DSD において，ミュラー管組織を温存した場合には悪性化の懸念があり長期の経過観察が必要である．

文献

1) Pyle LC, et al. A practical guide for evaluating gonadal germ cell tumor predisposition in differences of sex development. Am J Med Genet 2017 ; **175** : 304-314
2) Creighton SM. Long-term outcome of feminization surgery: the London experience. BJU Int 2004 ; **93** : 44-46

（松井　太）

第6章：DSDの成人期医療の問題点

2 内科的観点から（性腺補充を中心に）

性腺機能低下のあるDSDにおいては，それぞれの性自認に基づく性腺補充による二次性徴の誘導に加えて，成人期以降も性腺補充を継続する．性ホルモンは筋肉量および筋力の維持，骨密度の維持，脂質代謝における総コレステロールおよびLDLコレステロールの減少といった役割を担っており，性腺補充はDSDの成人期以降の健康管理にも重要である．DSDの内科治療としては先天性副腎過形成におけるステロイド補充も重要であるが，詳細は内分泌学の成書に譲る．ここではおもに成人期の性腺補充療法，特に女性ホルモン補充について述べる．

1 女性ホルモン補充療法

おおむね12〜15歳から女性ホルモン補充を開始し，2〜3年かけて成人用量に達するように漸増し，二次性徴を誘導する．ターナー症候群では，より早期から極少量の女性ホルモン補充（エチニルエストラジオール；5〜8歳：25 ng/kg/日，8〜12歳 50 ng/kg/日）と成長ホルモン治療を併用することで，最終身長が増加するとの報告[1]があるが，現状ではわが国で使用可能な薬剤の用量から考えても，骨年齢が11歳に達してから女性ホルモン補充を開始する，あるいは12〜15歳から女性ホルモン補充を開始することが多い．成人量の1/8から開始し，遅くとも18歳までに成人用量に達するようにする．18歳までに成人用量のホルモン補充を行っていた群はそれ以降に成人用量となった群よりも最大骨量が多かったとの報告がある[2]．

これまでの検討の多くがターナー症候群に対するものであるが，最終身長を期待するあまり，女性ホルモン補充開始をためらう患者も存在するが，エストロゲン投与の開始を遅らせても最終身長には差がないこと[3]，骨端の閉鎖に要する血中エストラジオール（estradiol：E_2）濃度は約20 pg/mLであり，少量の女性ホルモン補充の開始はむしろ成長ホルモンとの相乗効果による身長のスパートが期待できることを説明し，女性ホルモン補充開始を遅らせることのないようにしたい．

a. 実際の投与方法

1 エストロゲン補充の導入

投与方法は成人用量の1/8から開始し，半年ごとに倍増する．ただし，身長曲線をみながら1/8〜1/4用量を1年程度継続することも考慮する．最終用量は血中E_2値，FSH値を確認し，性成熟期女性のE_2値の平均値を目標とし，必要に応じて更年期症状に対して用いる用量の2倍程度まで増量する．結合型エストロゲン（conjugated equine estrogen：CEE）（プレマリン®）を選択した場合，血中E_2濃度ではその効果が測定できないことに注意する．代表的な女性ホルモン補充の導入スケジュールを図1aに示す．

機能性子宮のない症例では最終用量を維持量としてエストロゲン補充を標準的な閉経時期である50歳頃まで継続する．また，完全アンドロゲン不応症ではアンドロゲンから変換されたエストロゲンにより二次性徴が誘導される．性腺摘除は二次性徴が完成してから行うことが推奨されておりエストロゲンの漸増投与は不要であるが，性腺摘除後はすみやかに維持量から開始する．

2 エストロゲン-プロゲスチン周期投与

機能性子宮の存在する症例ではエストロゲン単独投与では子宮内膜癌のリスクが上昇するため，プロゲステロン製剤の併用が必要となる．天然型プロゲステロンは経口投与では腸管から吸収され，肝臓で代謝・

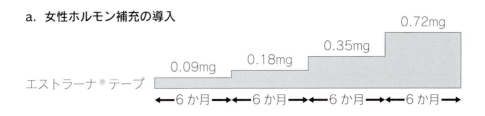
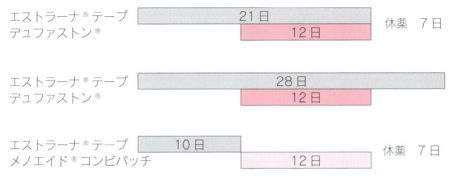

図1 ▶ 女性ホルモン補充療法の例

不活化されるため，プロゲスチン（合成黄体ホルモン）が一般的に用いられている．エストロゲン補充が維持量となった半年後，または破綻出血が生じた時点からエストロゲン‐プロゲスチン周期投与とし，消退出血を生じさせるようにする．一般的にはエストロゲン製剤を21日間投与し，後半の12日間はプロゲスチンを併用する．休薬期間を7日間とする．これを基本としてエストロゲンを休薬期間を設けず持続投与にする場合もある（図1b）．

3　エストロゲン‐プロゲスチン持続投与

合併疾患などにより月経の管理がむずかしい場合や，月経が生じることが好ましくない場合にはエストロゲン‐プロゲスチンの同時持続投与も可能である．

ただし，少量の不正性器出血に悩まされることもあり，患者のコンプライアンスの低下を招かないように注意を要する．

b. 薬剤選択

1　エストロゲン製剤

現在，わが国で使用可能なエストロゲン製剤としては表1のようなものがある．

以前はCEE（プレマリン®）が多く使用されていたが，CEEは肝初回通過効果に伴う肝機能異常が発生する場合があることに加えて，中性脂質増加作用や，凝固・線溶系への影響が認められる．副作用の観点からは経皮吸収剤が好ましく，特に女性ホルモン補充の導入時期においては用量の少ない剤型があること，安定した血中濃度が得られる利点もあることから，経皮パッチが第一選択となる．ただし皮膚がかぶれやすい，部活動などで汗を大量にかくといった場合はパッチ製剤が使いにくい場合があるので，コンプライアンスが保ちやすい剤型のものを選択する．貼付剤と比較してジェルは皮膚刺激性が少ない．経口E_2製剤はCEEと同じく肝臓を通過するが，CEEで問題となる脂質代謝や凝固・線溶系への影響は少ない．

2　プロゲスチン製剤

若年者への女性ホルモン補充療法においておもに用いられるプロゲスチンはジドロゲステロン（デュファ

表1 ▶ わが国で性腺補充療法に使用可能なエストロゲンおよびプロゲスチン製剤

	商品名	一般名	剤型・規格単位	使用量の目安
エストロゲン製剤	エストラーナ®テープ	エストラジオール	貼付剤 0.09 mg, 0.18 mg, 0.36 mg, 0.72 mg	1回1枚2日ごと
	ディビゲル®	エストラジオール	外用ジェル 1 mg/1 g/包	1日1回1包
	ル・エストロジェル®	エストラジオール	外用ジェル E_2 0.54 mg/1プッシュ	1日1回2プッシュ
	ジュリナ®	エストラジオール	錠剤 0.5 mg	1日1回1〜2錠
	プレマリン®	結合型エストロゲン	錠剤 0.625 mg	1日1回1錠
プロゲスチン製剤	デュファストン®	ジドロゲステロン	錠剤 5 mg	1日2回2錠
	ルトラール®	クロルマジノン酢酸エステル	錠剤 2 mg	1日2回2錠
	プロベラ®	メドロキシプロゲステロン酢酸エステル	錠剤 2.5 mg	1日2回2錠
	ヒスロン®		錠剤 5 mg	1日1回1錠
	ノアルテン®	ノルエチステロン	錠剤 5 mg	1日1回1錠
EP配合剤	メノエイド®コンビパッチ	エストラジオール ノルエチステロン	貼付剤 E_2 0.62 mg/NET 2.7 mg	1回1枚 週2回
	ウェールナラ®	エストラジオール レボノルゲストレル	錠剤 E_2 1 mg/LNG 0.04 mg	1日1回1錠 適応は閉経後骨粗鬆症

ストン®)とクロルマジノン酢酸エステル(ルトラール®)が主である.ジドロゲステロンはプロゲステロンの立体異性体であり,天然型プロゲステロンに類似したホルモン特性をもつ.経口投与が可能でアンドロゲン作用がない.また,プロゲスチンのなかで唯一基礎体温を上昇させない特徴がある.クロルマジノン酢酸エステルは抗アンドロゲン作用,抗ゴナドトロピン,抗エストロゲン作用があり,黄体ホルモン作用が強いプロゲスチンである.

悪心などの副作用はデュファストン®がルトラール®よりもやや少ない.副作用の状態によりいずれかのプロゲスチンを用いる.プロベラ®は強力な黄体ホルモン作用を有し,エストロゲン作用はほとんどない.弱いアンドロゲン作用と,糖質コルチコイド作用を有することから若年者への女性ホルモン補充ではあまり用いないが,更年期女性へのホルモン補充療法では一般的に用いられている.前述の薬剤で皮疹が発生した場合などには使用することがある.また子宮体癌予防という観点からはメドロキシプロゲステロン酢酸エステルが最も高いエビデンスがある[4]).

プロゲスチン単剤の経皮製剤はないが,エストロゲン・プロゲスチン配合剤としてメノエイド®コンビパッチが使用可能であり,図1bのように経皮製剤のみでホルモン補充を行うことも可能である.

c. ホルモン補充療法中の検査

受診ごとに身長,体重,血圧,副作用の自覚につき問診を行う.1〜2回/年経腹超音波検査(または経腟超音波検査)による内性器・性腺の評価,血液検査(肝機能・脂質代謝)を行う.E_2,LH,FSH値については不正出血・過多月経などの際に測定し,薬剤量の調節に用いるほか,薬剤の吸収状態や患者のコンプライアンス確認ため年1回程度は測定する.骨密度は必要に応じて1〜3年に1回測定する.

d. コンプライアンスをあげる工夫

女性ホルモン補充療法は30年以上続けることになる治療である.ホルモン補充を開始する際に,その必要性をよく説明することが重要と考える.

女性ホルモン補充を開始する時期はまだ小児期であることが多いが,月経の仕組み,女性ホルモンの必要性などについて平易な言葉で説明する.また進学・就職など生活に変化が生じるタイミングでは再度「本

人と」ホルモン補充について相談することが望ましい．小児期から長期にわたって養育者と受診することになるため，どうしても成人に近い年齢になっても養育者が代弁するような状況になっていることも多い．できるだけ本人から情報を得るようにしたい．そのうえで，薬剤の選択をライフスタイルに合うものにする．また不正性器出血や過多月経が続くとコンプライアンスの低下につながるため，そのような場合はエストロゲン量を調節することも重要である．

　薬剤の使用忘れに関して，よくある訴えの例を2つあげる．1つ目は，プロゲスチンの内服開始日を失念していたとの相談である．この場合，エストロゲンは休薬期間を設けず持続投与とし，毎月1日あるいは，第一月曜日などカレンダー上でプロゲスチンの投与開始日を決めておくと忘れにくい．1周期を必ずしも28日にする必要はない．2つ目は経皮パッチを前日に貼り替えたかどうかがわからなくなるとの訴えである．筆者はカレンダー上の奇数日に貼り替えることを勧めている．月末が奇数日である場合，2日連続で貼り替えることになる月もあるが，血中濃度に大きな影響は生じない．

　エストロゲン-プロゲスチン周期投与は自然月経周期を再現する形で28日周期を1周期として行っているが，実際には消退出血は必ずしも毎月必要なものではなく，プロゲスチン投与間隔を3か月程度まで幅をもたせて周期を長くして消退出血の回数減らすことも可能である．合併疾患，旅行や試験など患者のニーズに合わせて柔軟に対応する．

❷ 男性ホルモン補充療法

　男児における男性ホルモン補充のプロトコルは小陰茎に対する乳児期のアンドロゲン補充を主として様々なものが報告されているが，二次性徴を誘導するためのホルモン治療としては，次のものが一般的である．12～15歳で身長が150 cmを超えたところでテストステロンエナント酸エステル（エナルモンデポー®）25 mg/4～8週で開始する．6か月ごとに25 mgずつ漸増し250 mgを成人量として以降は4週ごとに維持継続する．身長や骨年齢をモニターしながら注射の間隔は調整する．テストステロン治療では性生活が可能な男性化は期待できるが，精巣は増大しない．妊孕性については「3　妊孕性（男性）」（p.64）を参照されたい．

　男性ホルモン補充療法をいつまで続けるべきかについては明らかなコンセンサスはないが，多くの場合は一生涯継続される．テストステロン補充中は肝機能異常と，前立腺疾患の発症に注意が必要であり，2～4回/年の血液検査と前立腺癌のスクリーニングを推奨する[5]．

📖 文献

1) Ross JL, et al. Growth hormone plus childhood low-dose estrogen in Turner's syndrome. N Engl J Med 2011 ; **364** : 1230-1242
2) Kodama M, et al. Estrogen therapy initiated at an early age increases bone mineral density in Turner syndrome patients. Endocr J 2012 ; **59** : 153-159
3) 田中敏章, 他. ターナー症候群におけるエストロゲン補充療法ガイドライン. 日本小児科学会雑誌 2008 ; **112** : 1048-1050
4) Van Gorp T, et al. Endometrial safety of hormone replacement therapy : review of literature. Maturitas 2002 ; **42** : 93-104
5) Lee PA, et al. Global disorders of sex development update since 2006: perceptions, approach and care. Horm Res Paediatr 2016 ; **85** : 158-180

（橋本香映）

第6章：DSDの成人期医療の問題点

3 妊孕性（男性）

❶ 妊孕性に関する説明

　DSDは性腺や内・外性器の発達が非典型的である状態であり，その発達の程度は妊孕性（妊娠のしやすさ）に影響を与える．妊孕性は，性腺（卵巣，精巣，卵精巣）や性ホルモンの内分泌的環境や，DSDに伴う内・外性器の非典型的形態による直接的な解剖学的理由により障害される．妊孕性は，DSDに対する内科治療や外科治療によって影響を受けるのみならず，心理的や文化・社会的要因によっても影響される．妊孕性は，各々のDSD疾患によって異なり，多様である．

　DSDを有する子どもをもつ養育者にとって，将来の妊孕性の有無は大きな関心事の1つであり，医師からの説明の仕方によっては不安や絶望感を助長させるので注意が必要である．妊孕性に関しては，確定診断がついた場合でも（実際の臨床においては，46,XY DSDでは確定診断に至るのは50％に過ぎない），各疾患内でスペクトラムに富んでおり，妊孕性は多様であることを十分に認識しておくことが重要である．また，妊孕性に関する理解は，成人期を迎えてゆくDSD本人にとって将来のライフプランを考えるうえでの重要な要素であるので，移行期年齢では家族を交えて，本人に理解できるように繰り返し説明していく必要がある．

❷ ARTなどを用いた妊孕性の獲得

　DSD男性の多くは，精巣形成不全やアンドロゲン作用不全による内分泌異常に起因する造精機能障害を有する場合が多い．また，先天的な解剖学的異常や手術により精路通過障害を合併することがある．性腺の局在は，腹腔内から陰嚢部まで様々であり，その局在は，精子形成能に影響する．男子として養育する場合には，停留精巣は，乳幼児期に精巣固定術を施行する．「1　外科手術に伴うもの，癌化の問題」（p.56）で前述したように，精巣の腫瘍発生について成人期以降も経過観察する必要がある．

　近年，生殖補助技術（assisted reproductive technology: ART）の進歩は著しく，今まで絶対的不妊であると考えられていたDSD男性においても父性が獲得されたとの報告が散見されるようになってきた．なかでも，精巣内精子採取術（testicular sperm extraction: TESE）や顕微授精（intracytoplasmic sperm injection: ICSI）といった新たな医療技術は，不妊症に苦しむDSD男性において福音となっている．また，TESEを施行したが精子が認められなかった場合には提供精子を用いた人工授精（artificial insemination with donor's sperm: AID）も可能である．

❸ 各DSDにおける妊孕性

　男子として養育する可能性がある各DSDについて，妊孕性に関する現在までの報告について述べる．

✿ a. 46,XX DSD

❶ 卵精巣性DSD

　卵精巣性DSDは，同一個体に卵巣，精巣もしくは卵精巣を合わせもつ疾患である．現在まで男性として自然妊娠の報告は認めない．1例のみTESEによって精子を採取し，ICSIにて父性獲得した報告がある．

2 XX男性

　Y染色体を認めない，すなわち性染色体がXXであるにもかかわらず，精巣が分化した疾患である．約80%は，SRYを含むY染色体の転座が原因である．外性器の表現型は男性であり，男性不妊や性腺機能低下で気づくことが多い．精細管内に精細胞を認めず，Sertoli cell onlyである．無精子症であり，現在まで父性を獲得した報告は認めない．

b. 46,XY DSD
1 部分型アンドロゲン不応症

　部分型アンドロゲン不応症（partial androgen insensitivity syndrome：PAIS）では，アンドロゲン作用障害の程度により男性型から女性型まで多様な表現型を呈する．古典的なPAISは，高度尿道下裂，停留精巣，ウォルフ管の形態異常や欠損を認め，不妊である．一方，表現型が正常もしくは軽度の尿道下裂のみであり，不妊症として気づくこともある．精液所見は，無精子症から正常精子まで報告されている．現在まで男性として自然妊娠の報告も認める．ARTにより父性獲得可能である症例も散見される．

2 5α-還元酵素欠損症

　SRD5A2遺伝子異常により5α-還元酵素活性が障害される疾患である．5α-還元酵素は，テストステロンをより活性の高い5α-ジヒドロテストステロンに変換する酵素であり，5α-還元酵素欠損症では男性化が障害される．表現型は，正常女性型から小陰茎まで様々である．思春期には高濃度のテストステロン分泌により陰茎の発育を認める．精液所見は，多くが乏精子-精子無力-奇形精子症である．前立腺や精嚢は低形成であり，精液量は少ない．人工授精（intrauterine insemination: IUI）やICSIによって父性獲得した報告を認める．

3 ミュラー管遺残症

　ミュラー管遺残症（persistent Müllerian duct syndrome: PMDS）は，外性器の表現型は男性であり，片側もしくは両側の停留精巣と遺残した子宮，卵管やprostatic utricleに開口する腟を併せもつ病態である．精巣組織像では，間質の線維化を伴い，精細管は萎縮し，精原細胞への分化はまれである．多くは不妊であるが，正常な精子形成能を有する場合やTESE/ICSIによって父性獲得可能であった報告がみられる．長期間精巣が異所性に，特に腹腔内に停留していた場合，父性獲得率が低下するものと推測される．また，ミュラー管組織による外部からの圧迫による精管閉塞や手術による精管損傷なども不妊の原因となりうる．妊孕性が保持される条件は，片側の精巣がもともと陰嚢内に存在し，精巣上体や精管の交通性が保たれている必要があると報告されている．

4 ライディッヒ細胞無/低形成

　LH受容体に関与するLHCGR遺伝子変異により男性化が障害される．表現型は，活性化の程度により正常女性型から小陰茎や尿道下裂まで様々である．

　精液所見は，多くが無精子症であり，不妊である．1例のみhCG加療によってテストステロン濃度を上昇させ，TESE/ICSIにて父性獲得した報告がある．

5 先天性副腎過形成

　21-水酸化酵素欠損症による先天性副腎過形成男性（染色体：46,XY）では表現型は男性であり，塩喪失型である．先天性副腎過形成男性では，一般男性と比較して，妊孕性は低下すると考えられている．不適切な内科治療や不十分な内服により高アンドロゲン環境を導かれ，視床下部-下垂体-精巣系の抑制低下やtesticular adrenal rest tumors（TARTs）とよばれる良性の精巣内腫瘍の発生により妊孕性は低下すると考えられている．精液所見は，43%に異常を認めたと報告されている．

c. 性染色体異常に伴う DSD
1 混合性性腺異形成

　混合性性腺異形成は，典型例では一側の性腺が索状であり，反対側に異形成の精巣を有する．代表的な核型は，45,X/46,XY のモザイクである．表現型の多くは ambiguous genitalia を呈するが，ターナー徴候のある女性から正常男性まで様々である．男性として養育される場合には，自然に思春期の発来を迎えることが多いが，一部の男性では，完全な思春期完了に達するために男性ホルモンの補充が必要である．精巣組織は，硝子化を伴い，Sertoli cell only である．ライディッヒ細胞の過形成を伴うことがある．多くは不妊であるが，1 例のみ TESE/ICSI によって父性獲得可能であった報告がある．

参考文献

- Słowikowska-Hilczer J, et al. dsd-LIFE Group. Fertility outcome and information on fertility issues in individuals with different forms of disorders of sex development: findings from the dsd-LIFE study. Fertil Steril 2017 ; **108** : 822-831
- Van Batavia JP, et al. Fertility in disorders of sex development: A review. J Pediatr Urol 2016 ; **12** : 418-425

〈松井　太〉

第6章：DSDの成人期医療の問題点

 妊孕性（女性）

❶ 妊孕性に関する説明

　疾患についての正確な理解が得られていないと，妊娠に関する説明はできない．本人のみならず家族が疾患の病態をきちんと理解していないこともあり，まずは，自分のもつ疾患についての理解を確認する必要がある．小児期からの段階的な説明，養育者中心の診療から本人中心の診療への転換の間で，疾患の全体像が把握されていないことはよく経験する．妊孕性の説明を行うような思春期以降の年齢の子どもには，もう一度本人に自分の身体のこと，そしてその問題がなぜ生じているか，なぜこの治療が必要かについて確認が重要である．生殖医療は進歩しているものの，妊娠が極めて困難な疾患もある．妊娠ができないという事実は，異性との関係，恋愛，結婚をもあきらめてしまうことにもなりかねない．説明のタイミング，説明方法には十分な配慮が必要である．さらに，生殖医療，外科治療に関する情報を更新し，適正な情報提供に努める必要がある．

❷ 妊娠成立の条件

　女性側からみた妊娠成立の条件とは，卵巣機能が正常であること，排卵していること，性交渉が可能であること，そして着床できる子宮があることである．DSDのなかには，性腺機能不全，性腺が卵巣でないもの，性腺摘出後，腟を有さないもしくは腟が狭小化しているもの，子宮を有さないもしくは痕跡的であるものが含まれ，様々な理由から妊娠が困難である場合がある．しかし，生殖医療の向上によって，様々な方法で妊娠が可能となってきている．本項では，代表的なDSDについて，①性腺機能，②腟，③子宮の3つに分けて，妊娠に関する問題点とその対策について解説する．

❸ 代表的なDSDにおける妊孕性について

a. 性染色体異常に伴うDSD

1 ターナー症候群（45,X，45,X/46,XX，45,X/46,XY など）

① 性腺機能

　多くは卵巣機能不全を認め，女性ホルモンの補充を要する．Y染色体を有する場合には，小児期に性腺摘出が行われていることが多く，女性ホルモンの補充を要する．しかし，約10%で自然に二次性徴の発来があり，自然妊娠をすることがある[1]．若年のうちは卵子を認めるため，卵子の凍結保存を行い，必要に際して体外受精を行うことが試みられている[2]．また，卵子提供による妊娠も技術的には可能である．ただし，流産率が30%程度と高く，妊娠高血圧症候群を約20%に認める．また，心疾患の合併が多く，妊娠中の心血管系トラブルによって数%の母体死亡を認め，厳重な管理を要する[3]．

② 腟

　特に問題がない．

③ 子宮

　適切なホルモン補充がされている限り，正常サイズである．

❷ 混合性性腺異型性 （多くは，45,X/46,XY，45,X/47,XYY，45,X/46,XY/47,XYY や，45,X/46,XY,abnormal Y などが報告されている．）

① 性腺機能
　性腺は，一側が索状性腺であることが多いが，両側精巣，一側は精巣で他側は索状性腺，卵精巣，両側とも索状性腺など様々な組合せがある．混合性性腺異形成において，Y染色体に関連した索状性腺には，10％程度に gonadoblastoma，seminoma，dysgerminoma 等の胚細胞腫瘍の報告があり，乳幼児期にも腫瘍化したという報告があるため，比較的早期に性腺の摘出が施行される[4,5]．女性として生活していく場合には，女性ホルモンの補充を要する．自身の卵巣機能はないため，自然妊娠は困難であるが，卵子提供によって妊娠成立が可能となる．なお，卵精巣で境界が明瞭なものでは精巣成分のみの摘出が行われ，卵巣機能を有する場合もある．

② 腟
　外性器は完全男性型から中間型（尿道下裂および停留精巣，陰核肥大），完全女性型に至るまで様々な形態をとる．中間型の場合には，性決定が行われ，女児として養育される場合には，陰核形成等の外科的処置を要する場合がある．

③ 子宮
　内性器は，索状性腺を認める側ではミュラー管由来の卵管，子宮がある場合が多い．また，精巣を認める側ではウォルフ管由来の精管などを認め，左右差がある．子宮のサイズは小さいことがあるが，女性ホルモンの補充により子宮サイズが改善し，卵子提供による妊娠分娩の報告がある．また，子宮が非常に小さい場合には，今後子宮移植も選択肢となりうるかもしれない．

♣ b. 46,XY DSD

❶ 完全型性腺異形成（スワイヤー症候群）

① 性腺機能
　スワイヤー症候群では，染色体は 46,XY であるが，Y染色体上の性決定に関与する SRY の機能欠損によって女性化する病態である．性腺原基は索状性腺となり機能を有さない．また，索状性腺は 20～30％ で胚細胞腫瘍になるため，摘出が勧められている[4,5]．したがって，女性ホルモン補充が必要になる．また，自身の卵巣機能はないため，自然妊娠は困難であるが，卵子提供によって妊娠成立が可能となる．

② 腟
　Y染色体をもつが，前述の通り SRY の機能欠損によってミュラー管は退縮しないため，卵管，子宮，腟が形成され，外性器は女性型となる．性交は可能であり特に処置を有さない．

③ 子宮
　適切なホルモン補充がされている限り，正常サイズである．

❷ 完全型アンドロゲン不応症

① 性腺機能
　染色体は 46,XY であり，Y染色体上の SRY の発現により性腺原基は精巣となる．精巣ではライディッヒ細胞とセルトリ細胞からそれぞれアンドロゲン，抗ミュラー管ホルモン（anti-Müllerian hormone：AMH）が合成される．完全型アンドロゲン不応症（complete androgen insensitivity syndrome：CAIS）では，アンドロゲン受容体遺伝子の変異により，アンドロゲンを受容できない．したがって，外性器は女性型となり，脳も女性化する．外性器が女性型であることから，一般的には女児として育ち，社会的な性も女性である．しかし，前述の通り性腺原基は精巣であるため，妊孕性はない．また，性腺自体は形成不全となり，腫瘍化するといわれており，思春期の終わりまでに性腺摘出を施行されていることが多い．しかし，

近年は腫瘍化のリスクは1%未満と非常に低いことが報告されており，性腺摘出の必要性および時期については議論がある[6]．精巣性胚細胞腫瘍の前駆病変であるgerm cell neoplasia in situ（GCNIS）という分類が新たに提唱され，CAISにおいてGCNISは10%程度に認めるという報告がある．正常男性において，GCNISの100%が10年以内に精巣性胚細胞腫瘍になるといわれているが，AISにおいては，一般男性における腫瘍化の頻度より低いことが予想されている[7]．性腺摘出後には，女性ホルモンの補充が必要になる．子宮を有さないため，プロゲステロンの投与は不要である．

② 腟

セルトリ細胞からのAMHの合成に加えその受容にも問題がないため，ミュラー管は退縮する．ミュラー管から発生する子宮，卵管，腟の上半分は形成されず，腟は盲端に終わる．腟は短いことが多く，性交を希望する場合には，性交疼痛を認めるため腟形成や腟拡張を必要とすることがある．

③ 子宮

セルトリ細胞からのAMHの合成，受容には問題がないため，ミュラー管は退縮し，子宮，卵管は認めない．したがって，一般的に妊娠は困難である．しかし，海外の報告ではあるが，子宮を有しないもしくは痕跡的な子宮の疾患に対し，子宮移植によって出産している例が報告されている[8,9]．

❀ c. 46,XX DSD

❶ アンドロゲン過剰症（先天性副腎過形成：21-水酸化酵素欠損症，17α-水酸化酵素欠損症，11β-水酸化酵素欠損症，3β-水酸化ステロイド脱水素酵素欠損症，リポイド過形成症）

古典的な塩喪失型，単純男性型と非古典型が存在する．

① 性腺機能

適切なコルチコステロイドの補充によって卵巣機能は保たれることが多い．しかし，一般人口に比して妊娠の率が低いことが知られている．特に塩喪失型では，妊娠率が低いことが知られている．その一因として，外性器自体問題や胎児期のアンドロゲン作用による精神的な性活動の変化等から結婚率が低いことや妊娠を予定しないことがあげられる．さらにアンドロゲン，プロゲステロン高値により排卵障害，子宮内膜の機能障害による不妊の可能性がある[10]．しかし，適切なコルチコステロイドの補充により血中アンドロゲン濃度が正常化した場合や，妊娠に向けて様々な介入を行った症例では，塩喪失型で88.9%，単純男性化型で92.9%が妊娠できたという報告がある[11]．また，非古典型では卵巣機能は正常であることが多く，妊娠を希望した場合の妊娠率は90%台と良好である．また，適切なホルモン補充がされていないと流産率が上昇する[12]．

② 腟

21-水酸化酵素欠損，11β-水酸化酵素欠損，3β-水酸化ステロイド脱水素酵素欠損によって，コルチゾールの生成ができないため，下垂体からのACTH分泌が亢進し，17-OHPが蓄積しアンドロゲンが過剰に産生される．胎生期に過剰なアンドロゲンに曝露することで，外性器が男性化（陰核癒合，陰核肥大，共通尿生殖洞）を起こす．女性外性器の男性化を対象としたPrader分類を使用し男性化の程度を把握する．古典的な塩喪失型，単純男性型では，男性化は必発であるが，非古典型では男性化の程度は様々である．男性化の程度によって，陰核形成術や月経血の流出と性交のために腟形成術が必要となることがある．腟の形成は，月経血の流出と性交渉のために施行する．腟形成後には自己拡張が必要となることが多いが，術後腟狭窄をきたすことがあり，再拡張手術や自己拡張の追加を要することがある．

③ 子宮

内性器は子宮であり，特に問題はない．

2 外陰部の解剖学的問題をもつ疾患（総排泄腔外反，総排泄腔遺残，メイヤー・ロキタンスキー・キュスター・ハウザー症候群）

① 性腺機能

一般的には，卵巣機能は正常である．特殊な状況として，染色体が46,XYである総排泄腔外反において，女性として養育されている場合には精巣は摘除されており妊孕性はない．

② 腟

・総排泄腔外反

胎生期早期に下腹壁と総排泄腔の形成が障害された結果，臍帯ヘルニア，外反した回盲部，二分し外反した膀胱をもつ先天性形成異常疾患である．子宮は左右に分離しており子宮・腟再建術が必要である．術後も，月経流出路の問題を約半数に認めるという報告があり，性交については腟の狭小化や骨盤の変形等によって困難であることが多い．

・総排泄腔遺残

胎生期早期に総排泄腔の分離異常によって，直腸，腟および尿道の3管が総排泄腔という1本の共通管に合流し，共通管のみが会陰部に開口する先天性形成異常である．総排泄腔が残存することにより尿生殖洞の後壁での中腎傍管の正常な融合が障害され，重複子宮や重複腟となる．腟形成が行われるが，腟再建後も月経血流出障害や性交障害のために再手術を要することが少なくない．

・メイヤー・ロキタンスキー・キュスター・ハウザー症候群

胎生期のミュラー管の形成不全により子宮と腟上部が欠損する疾患である．なかには痕跡子宮を有する場合もある．腎疾患，椎体異常および直腸肛門奇形などを合併する場合には小児期に診断されるが，多くは思春期に無月経を主訴として発見される．腟欠損に対し，性交のためには腟形成術が必要となる．

③ 子宮

・総排泄腔外反，総排泄腔遺残

総排泄腔外反では子宮形態異常は必発であり，総排泄腔遺残でも約90%に子宮形態異常を合併する．理論上は，妊娠可能であるが，子宮形態異常に伴い，流早産，胎児発育不全，胎児死亡の頻度が上昇する．総排泄腔外反，総排泄腔遺残合併の妊娠分娩は，母体の泌尿器合併症，腎機能障害が発生することがあり，厳重な管理を要する．経腟分娩の報告もあるが，多くは帝王切開が選択されている[13]．

・メイヤー・ロキタンスキー・キュスター・ハウザー症候群

子宮を有さないため，一般的に妊娠は困難である．しかし，同疾患で2000年頃から子宮移植が試みられ，2014年にはスウェーデンで移植子宮での出産例が報告された．2018年には死亡ドナーからの子宮移植で生児を得た症例の報告があり，日本では現在はまだ施行できないが，技術的には可能となっている[8,9]．

おわりに

小児期に行った性決定に関して不一致を感じる場合や，自分の性に関してまだ不確定であると感じている場合もあるため，妊孕性に関する情報を，今現在必要と感じていないこともある．さらに，DSDに限定されたことではないが，妊娠することを選択すること，もしくは妊娠しないことを選択することも本人の意志によるため，妊娠を医療者側から推奨するものではない．

文献

1) Bernard V, et al. Spontaneous fertility and pregnancy outcomes amongst 480 women with Turner syndrome. Hum Reprod 2016 ; **31** : 782-788

2) Oktay K, et al. Fertility Preservation in Women with Turner Syndrome: A Comprehensive Review and Practical Guidelines. J Pediatr Adolesc Gynecol 2016 ; **29** : 409-416
3) Hagman A, et al. Obstetric and neonatal outcome after oocyte donation in 106 women with Turner syndrome: a Nordic cohort study. Hum Reprod 2013 ; **28** : 1598-1609
4) Jiang JF, et al. Gonadal malignancy in 202 female patients with disorders of sex development containing Y-chromosome material. Gynecol Endocrinol 2016 ; **32** : 338-341
5) Huang H, et al. Gonadal tumour risk in 292 phenotypic female patients with disorders of sex development containing Y chromosome or Y-derived sequence. Clin Endocrinol 2017 ; **86** : 621-627
6) Chaudhry S, et al. Frequency of gonadal tumours in complete androgen insensitivity syndrome (CAIS) : A retrospective case-series analysis. J Pediatr Urol 2017 ; **13** : 498.e1-498.e6
7) Cools M, et al. Update on the Pathophysiology and Risk Factors for the Development of Malignant Testicular Germ Cell Tumors in Complete Androgen Insensitivity Syndrome. Sex Dev 2017 ; **11** : 175-181
8) Brannstrom M, et al. Livebirth after uterus transplantation. Lancet 2015 ; **385** : 607-616
9) Ejzenberg D, et al. Livebirth after uterus transplantation from a deceased donor in a recipient with uterine infertility. Lancet 2019 ; **392** : 2697-2704
10) Strandqvist A, et al. Suboptimal psychosocial outcomes in patients with congenital adrenal hyperplasia: epidemiological studies in a nonbiased national cohort in Sweden. J Clin Endocrinol Metab 2014 ; **99** : 1425-1432
11) Casteras A, et al. Reassessing fecundity in women with classical congenital adrenal hyperplasia (CAH): normal pregnancy rate but reduced fertility rate. Clin Endocrinol (Oxf) 2009 ; **70** : 833-837
12) Lekarev O, et al. Infertility and Reproductive Function in Patients with Congenital Adrenal Hyperplasia: Pathophysiology, Advances in Management, and Recent Outcomes. Endocrinol Metab Clin North Am 2015 ; **44** : 705-722
13) Vilanova-Sanchez A, et al. Obstetrical Outcomes in Adult Patients Born with Complex Anorectal Malformations and Cloacal Anomalies: A Literature Review. J Pediatr Adolesc Gynecol 2019 ; **32** : 7-14

〈川口晴菜〉

第7章：DSDサポートチームとその役割

1 サポートチーム

　DSDの子どもや家族への支援においては，サポートチームによる連携した医療が効果的であるとされている[1,2]．このサポートチームとは，複数の医療専門職が連携して，治療やケアにあたることを指し，"チーム医療"と表現される場合もある．そして，サポートチームの関与は，決して一時的なものではなく出生時から成人した以降も継続して関与することが望ましいとされている．また，重要な点として，子どもや家族もこのチームメンバーの一員に含まれる．そのため，治療や日常生活における質問や悩みの相談，希望を伝えてもらいながら，ともに考え歩んでいくことを目指している．

1 サポートチームのおもなメンバー

　このサポートチームは，常にチームメンバー全員が機能し働きかけるというものではなく，子どもと家族の状況（年齢，治療，悩みなど）に応じて関与する職種は異なる．それぞれの職種の専門性とどのような役割を担っているかについて，当センターのサポートチームのうち，おもなものを図1に示す．また，そのなかでの連携した取り組みについてのいくつかを紹介する．

2 おもな取り組み内容

a. 初期対応

　Ambiguous genitaliaが出生したときの性別判定を含む初期対応については，当センターにおいては1991年より性別判定会議（gender assignment committee）を作り活動が始まった[3]．性別判定会議の常任構成メンバーは，内分泌科医，泌尿器科医，放射線科医，遺伝科医，児童精神科医（子どもの心診療科医），DSD担当看護師，臨床心理士，ソーシャルワーカー，遺伝カウンセラー，である．これに主治医・関連部門である新生児科主治医，産科主治医，小児外科医，助産師，病棟担当看護師らが加わる．それぞれの専門職がいつ，どのように対応していくのかを示すことで，より連携の強化につながっている（表1）．

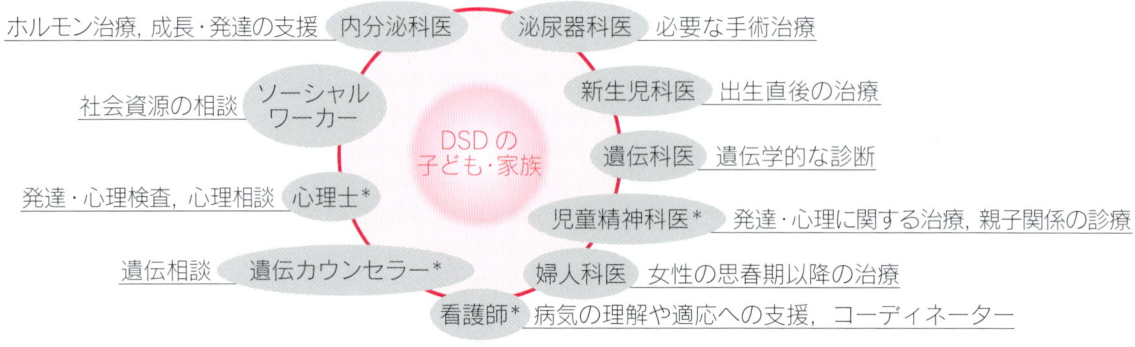

ホルモン治療，成長・発達の支援　内分泌科医　　泌尿器科医　必要な手術治療
社会資源の相談　ソーシャルワーカー　　　　　　新生児科医　出生直後の治療
　　　　　　　　　　　　　　DSDの子ども・家族
　　　　　　　　　　　　　　　　　　　　　　　遺伝科医　遺伝学的な診断
発達・心理検査，心理相談　心理士*　　　　　　児童精神科医*　発達・心理に関する治療，親子関係の診療
遺伝相談　遺伝カウンセラー*　　　　　　　　　婦人科医　女性の思春期以降の治療
　　　　　　　　　　　　　　　　　　　　　　看護師*　病気の理解や適応への支援，コーディネーター

図1 ▶ サポートチームのメンバー
＊：児童精神科医と心理士，遺伝カウンセラー，看護師の役割は「a　精神・心理的サポート」（p.75），「b　遺伝カウンセリング」（p.78），「c　看護師」（p.84）を参照．

b. 専門外来「DSD トランジション外来」

2016年10月に「DSD トランジション外来」を立ち上げた．この外来の目的は，DSD 患者の自立支援であり，患者が自分の病態や病歴を理解し受け止めることができるように，家族を含めて医療者が教育的そして支持的な支援を行うものである．病態の説明や必要な情報を，段階的に繰り返し説明していくことや，患者や家族が自分の思いを表出できる場としても時間的，人的，空間的にも配慮している．

月に1回の外来であるが，DSD 診療と支援の経験が豊富な医師（内分泌科医，泌尿器科医）と看護師が中心となって診療を行っている．必要に応じて，児童精神科医，小児婦人科医，心理士，遺伝カウンセラーが診療する．

また，基本方針は表2のとおりである．

c. 患者・家族会「母子センター CAH の会」

2012年に先天性副腎過形成（congenital adrenal hyperplasia：CAH）の患者・家族会を医療職が中心となり発足した．年に1回の開催とし，当センターを受診されている，もしくはされたことのある女児を対象とし，勉強会や交流会を行ってきた．この会の目的は，①患者・家族が正しい情報を得る，②患者・家

表1 ▶ Ambiguous genitalia が出生したときの各職種役割分担表

	内分泌科医	泌尿器科医	新生児科医	産科医	放射線科医	遺伝科医	DSD 担当看護師	病棟担当看護師	MSW
入院1〜2日目	・診断のための検査 ・親への説明，関係職種を紹介 ・DSD 常任構成メンバーへの連絡 ・性別判定会議の招集			・親への説明	・診断のための検査			・親への精神的支援	
1回目：性別判定会議：情報共有，治療方針の確認 常任構成メンバー〔内分泌科医，泌尿器科医，放射線科医，遺伝科医，子どものこころ診療科医，DSD 担当看護師，心理士，MSW，遺伝カウンセラー〕 主治医・関連部門〔新生児科主治医，産科主治医，小児外科医，助産師，担当病棟看護師〕									
3〜10日目	・診断のための検査 ・親への説明，関係職種を紹介 ・DSD 常任構成メンバーへの連絡 ・性別判定会議の招集					・染色体遺伝子検査についての説明とカウンセリング	・親への精神的支援	・出生届の預かり ・親への精神的支援	・出生届に関する説明
2回目：性別判定会議：治療方針の最終確認									
11〜14日目	・検査結果説明			・出生届の性別記入			・家族への精神的支援 ・外来への申し送り	・育児指導 ・外来への申し送り	
退院後，それぞれの治療とフォローを行い継続支援． 児童精神科（医師と心理士）の介入時期：初回外来時に医師対診受診し，就学前をめやすに発達・心理評価する．より密なフォローが必要なときは個別対応する．									

MSW：医療ソーシャルワーカー．

表2 ▶ 当センターサポートチームの基本方針

・隠しごとなく，正しい情報を繰り返し提供していきます
・お子さんへの病気説明を親御さんが行えるようサポートします
・お子さんが疑問に思ったときにすぐに対応します

族達の交流する機会をつくる，③ピアサポートの形成，としている．

　会の発足時からの目標であった当事者家族が中心となり運営していくことが決まり，2019年より体制や方向性がブラッシュアップされることになった．引き続きわれわれサポートチームは，会の成熟を見守り必要な支援をしていく予定である．

文献

1) Fisher AD, et al. Gender identity, gender assignment and reassignment in individuals with disorders of sex development : a major of dilemma. J Endocrinol Invest 2016 ; **39** : 1207-1224
2) Parisi, MA, et al. A Gender Assessment Team: experience with 250 patients over a period of 25 years. Genet Med 2007 ; **9** : 348-357
3) 位田忍．3．性別判定．大阪府立母子保健総合医療センター（編），性分化疾患ケースカンファレンス．診断と治療社，2014 ; 15-16

〈石見和世〉

第7章：DSDサポートチームとその役割

1-a サポートチーム 精神・心理的サポート

　当センターでは，児童精神科（医師・心理士）がDSDサポートチームのメンバーとして活動している．児童精神科のチームにおける役割は精神・心理的サポートであり，子ども自身と家族が疾患を受け入れ，その子らしく成長・発達するための支援を行うことである．

　その支援の過程では，①家族の疾患理解・受容へのサポート，②子ども自身の疾患受容のサポートへとシフトし，最終的には③性自認も含んだその子自身のアイデンティティ形成のサポートへと変遷する．

❶ 家族の疾患理解・受容へのサポート

✿ a. 病気の子どもをもつ家族のPTSD

　家族が子どもの病気について知るのは，妊娠中や生後すぐが多いが，その事実は家族にとって大きな衝撃であると思われる．また，不安を抱えながら無事に生まれてくることを願い，その次には生後すぐの手術を乗り越えてくれることを祈り，家族が少し安心できるようになるまでにかなりの時間が必要かもしれない．自分を責めたり，子どもに申し訳ないという気持ちをもったりする母親も少なくない．このため，その傷つきが大きい親ほど，病気のことをできれば考えたくない，子どもにも話したくないと思ってしまう．最近では，命の危険を伴う大きな衝撃をもたらす体験が，人の心を強く傷つけ，その傷つきが長く続いてしまうことが知られてきている．この状態は心的外傷後ストレス障害（post traumatic stress disorder：PTSD）といわれている．通常は大きなつらい出来事があったとしても，時間とともに少しずつ気持ちが落ち着いていくが，あまりにも衝撃が大きい場合，時間がこころの傷を癒すことができない．

　われわれが行った以前の調査でも[1,2]，病気の体験による傷つきから回復できていない家族が少なからずいた．たいていは普通に日常生活を行っているので，周囲も，もしかすると本人でさえ，そのような傷つきには気づいていない可能性もある．

　まず，児童精神科のチームは家族がそのような状態にないかどうかを確認する必要がある．こころの傷つきがあると，病気についてのオープンなコミュニケーションがむずかしくなる可能性がある．ただ，そのような傷つきは当たり前であることを早い時期から医療者が認識し，家族に伝えてあげることができていれば，「自分だけがつらいのではないのだ」と思ってもらえるかもしれない．

✿ b. DSD特有のとまどいや動揺

　われわれの社会では，性に対して，男と女という二者択一式の価値観をもちがちである．子どものDSDを知ったときの養育者の混乱は，その価値観が大きく揺らいでいるためといえる．このため，医療者からの最初の説明が，その後の養育者の病気とその子どもの受け入れに大きく影響することをわれわれはしっかりと理解しておかなければならない．

　宮本[3]は，DSDの子どもの家族への説明の留意点を7つあげ，特に気をつけるべきこととして，「一方の性を意識させるような表現を避けること」「性分化のメカニズムを家族が理解できることばで具体的に説明し，男児でも女児でも最初はどちらの性でもない同じ状態があることを理解してもらうこと」と述べている．そうした説明を家族にすることで，最初に述べた「二者択一的な性」に関する価値観が絶対ではないことを理解していってもらうことを目指す．

❋ c. 性決定に伴う，不安や動揺，混乱につきあう

　DSD のなかには，性別決定が非常にむずかしい例も少なくない．また，出生前に受けていた性についての説明と，生まれた後の様々な検査の結果から告げられる性決定についての意見とのギャップに大きな戸惑いをもつ家族も少なくないだろう．複雑な子どもの病態についてすぐには頭が整理できず，混乱している家族がほとんどかもしれない．前述したように，本来であれば，子どもの病気を知った後，時間とともに気持ちが落ち着き，子どもとの生活のなかで病気や病気をもった子どもを受け入れていく家族が多いと思われるが，性の決定に関しては，出生届を提出する期限ともからみ，時間的な制約が生じる．

　性決定会議のメンバーは，最大限家族の気持ちと受容の過程に寄り添い，場合によっては役所へも働きかけながら，ともに性決定していくことが必要である．最終的な性決定は養育者に委ねられるが，性決定会議のメンバー，医療者がその過程をともに歩んだという事実があることが，将来子どもが自身の疾患を理解していく大きな力となるはずである．混乱と不安のなかにある家族は同じ質問を繰り返すかもしれないし，説明したはずのことを忘れているかもしれない．これらの家族の様子を，子どもの疾患を受容していくまでの混乱や動揺によるものであると考え，丁寧に，あせらず，その過程を見守っていくことが大切である．

❷ 子ども自身の疾患受容のサポート

　先に述べたような，家族の疾患理解・受容が進むと，子どもへの疾患説明に向かうための準備が整ったと判断される．そのうえで，子どもへの発達段階に応じた説明が検討されていく．疾患や検査の説明については，第 2 章を参照されたい．ここでは，時間の経過に沿っての当科のかかわりやその目的について述べる．

❋ a. 就学前

　就学前にできれば発達検査を行い，理解度や人とのかかわり方なども含めて評価する．発達検査の説明として，「あなたのことを知りたい，どんなことができるかやってみてほしい」と伝え，自分自身のことを知っていくことを始めていくイメージを子どもにももってもらう．今後性に関する悩みが生じたときも安心して相談する場所として機能できるための下準備（ラポール形成）を行う．

　この時期の家族に対しては，今後行っていく疾患説明に関しての心構えや子どもの揺れへの対応についての心理教育を行う．

❋ b. 就学後から学童期

　看護の DSD トランジション外来での疾患理解評価を経て，心理・社会的な問題が生じており，支援が必要な児へのアプローチを行う．DSD トランジション外来での疾患説明での親子の動揺や不安などに寄り添い，支える．

❋ c. 学童期から思春期

　小さいときはあまりむずかしいことを考えず，ありのままを受け入れているように見える子どもたちも，学童期から思春期へと成長していくなかで，周りの子たちと自分との違いについて悩んだり，苦しんだりすることも出てくるかもしれない．それは，ごく当たり前のことで，むしろ順調に育っていることの証でもある．思春期は，どのような子どもにとっても混乱の時期である．そのことを念頭に，子どもや家族の悩みや不安につきあう姿勢が重要となる．一番の問題は，子どもたちが疾患に関する悩みについて誰にもぶつけられなかったり，聞いてみることができなかったりすることのほうにある．

❸ 性自認も含んだその子自身のアイデンティティ形成のサポート

　性にかかわる発達には，生物学的な要因の影響を無視できない．しかし，同じ疾患であっても，それぞれが別の人間であり，別の人生がある．よって，性の発達や性自認を考えるときには，心理的要因，社会的・文化的要因も含めて子ども自身の発達をみる視点が重要となる．その子ども自身がこれまでの人生において，自分自身の疾患を含めてどのような自己感を形成しているか，そのうえで自分自身の性に関する考え方をどのようにもち，どのように悩み，そしてどうしていきたいと考えているか，そのことについての答えをそれぞれの子どもが表出していけるための支援が必要である．

文献

1) 小杉　恵，他．造血細胞移植後の長期生存児（サバイバー）とその家族におけるPTSDについて；安田生命研究助成論文集　2002；**38**：123-132
2) 小杉　恵，他．新生児期に外科手術を受けた子どもの両親における心理社会的予後．日本周産期・新生児医学会雑誌　2010；**46**：1182-1183
3) 宮本信也．性分化異常と関連する心理的問題．奥山眞紀子（編），病気を抱えた子どもと家族の心のケア．日本医事出版社，2007；133-139

　　　　　　　　　　　　　　　　　　　　　　　　　　　　　　　　　　　　（山本悦代，小杉　恵）

第7章：DSD サポートチームとその役割

1-b サポートチーム
遺伝カウンセリング

　DSDでは，出生直後に，確定診断，治療方針，性別を決定するために遺伝学的検査*が実施される．既知の遺伝子異常や染色体異常が見つからない場合も多いといわれているが，原因が特定できれば，今後の経過や予後を予測した治療方針が決まるだけでなく，遺伝性の有無も明らかとなる．本項では，遺伝学的検査や遺伝についての情報提供を主とした遺伝カウンセリングについて概説する．

❶ 遺伝カウンセリングとは

　遺伝カウンセリングは，情報提供による心理支援といえる．単なるインフォームド・コンセントや一方的な説明ではなく，自律的意思決定支援である．遺伝性疾患や先天異常の心配や疑問のある方（クライエント）に，正確で最新の，そしてその時点のクライエントにとって過剰になりすぎないバランスのとれた情報が提供される．クライエントに対して，非審判的（nonjudgemental）かつ非指示的（nondirective）に共感的理解と受容的態度で，適切に情報提供されるならば，おかれた状況を自分なりに理解し，いずれ引き受けていくことができる．このようなクライエントの引き受ける力を信じないと遺伝カウンセリングは成立しない．そして，クライエントを信じていればこそ，DSD診療において重要である"full disclosure"が可能になると考える．

　専門的情報を得ることによる心理的意義として，疾患の科学的機序，医学的処置や検査について理解することで，クライエントの自己コントロール感が向上することがあげられる．人は"なんだかよくわからない"状況に置かれたとき不安になる．情報は，混乱した「不安」を具体的な「心配」へと導き，クライエント自身が「自分（たち）は何を大切にし，何を選択すべきか」を明らかにしていくプロセスの一助となると思われる．置かれた状況が変わらないとしても，状況が把握できて「これから何をすべきかわかっている」と感じられるだけで精神的に落ち着くこともある．

　また，児の疾患が遺伝子や染色体にかかわる場合，家族は早い段階で，次子や本人の将来の子ども，さらにはきょうだいやその次の世代に疾患が"伝わること（hereditaryという意味での遺伝）"を心配していることがある．まず児の治療が優先されることから，遺伝について医療者に尋ねるタイミングを逃してしまうこともあるだろうし，なんとなく聞きにくい，ということもあると思われる．先天性疾患の児をもつ家族は自責の念にとらわれがちである．適切な遺伝学的情報提供により，そのような自責の念や無用な心配を軽減することが可能かもしれない．一方，発症の原因である染色体異常や遺伝子異常が確定している場合は次子再発率や血縁者への遺伝性について正確な確率が提示可能である．原因により，遺伝の可能性がほとんどない場合もあれば，1/4や1/2の可能性の場合もある．クライエントが自分の状況をまず受けとめ，次に引き受けていくプロセスには，医師，看護師，心理士など多くの専門職の長期にわたる継続的サポートが必要だが，日々の治療でのかかわりがなくとも，遺伝についていつでも相談できる場や専門職があることを他職種が知っておくことで，そのクライエントに適切なタイミングで必要な情報提供が可能になると思われる．

---

*：遺伝学的検査とは，生殖細胞系列における染色体検査や遺伝子検査のことであり，がん細胞等で実施される体細胞系列における染色体検査や遺伝子検査と区別して用いられる用語である．

❷ DSDにおける遺伝学的問題

　ヒトの染色体は通常46本である．1番から22番までの常染色体22対とX，Yの性染色体2本で構成される．X染色体が2本であるのが女性の一般的な核型，XとYが1本ずつあるのが男性の一般的な核型である．遺伝学的な性（染色体構成）は受精時に決定しているが，DSDは必ずしも性染色体が原因とは限らない．常染色体の部分的な欠失/過剰，単一遺伝子異常，あるいは非遺伝的要因など様々な原因がある．

✤a. 染色体異常

　DSDには性染色体異数性に伴うものと構造異常に伴うものがあり，代表的なものを次に示す．

　47,XXY（クラインフェルター症候群）は男性約600人に1人の頻度であるが，無症状で経過することもまれではない．結婚後，精巣低形成による高度乏精子症/無精子症による男性不妊をきっかけに診断されることがある．テストステロンが低めで比較的高身長が多い．46,XYとのモザイク症例が約15％を占める．

　45,X（ターナー症候群）は，低身長と索状性腺による原発性無月経がおもな症状であるが，大動脈縮窄などの心疾患，馬蹄腎などの腎疾患，翼状頸や外反肘などの身体的特徴などを認める場合がある．頻度は報告により差があるが女性3,000人に1人程度といわれている．ターナー症候群には核型のバリエーションがある．45,Xと46,Xもしくは46,XYとのモザイク型以外にも，46,X,i(Xq)や46,X,r(X)などを代表とする構造異常の場合がある．i(Xq)はX短腕が欠失しX長腕が過剰になっている．r(X)はXの短腕端部と長腕端部が欠失しリング状になったX染色体である．いずれもX染色体部分欠失によるターナー症候群である．

　45,Xや47,XXYなどの異数性は配偶子形成過程の不分離が原因であるため，両親は通常，正常核型である．すなわち，異数性は偶発的イベントであり，次子や血縁者の挙児に影響することはない．一方，構造異常の場合，核型によっては親由来の可能性を検討すべきである．どちらかの親が均衡型の構造異常をもっている場合もあり，その場合，次子や次世代への影響をアセスメントすることになる．

　その他，DSDと関連する遺伝子を含む領域の常染色体あるいは性染色体の部分欠失や部分重複がある．これらの多くは微細な欠失/重複のためG分染法では検出できずマイクロアレイ染色体検査が必要である．しかし，現在マイクロアレイは保険収載されていない点が課題であろう．

✤b. 遺伝子異常

　単一遺伝子疾患としてのDSD発症にかかわる遺伝子が多数同定されている（表1)[1,2]．座位は常染色体が多いがX連鎖性やY連鎖性もある．なかでも，*SRY*（sex determining region Y）は未分化性腺を精巣へと導く遺伝子群の最初期に働く遺伝子である．46,XX精巣性DSD（XX男性）の原因で最も多いのが*SRY*のX染色体への転座である．*SRY*がX染色体に転座した場合に，核型が46,XXかつ*SRY*陽性となる．*SRY*の転座の有無を確認するにはFISH法を用いる．X染色体動原体領域と*SRY*領域を蛍光プローブで認識することで転座の有無や欠失を判定できる．*SRY*陽性のXX男性はY染色体長腕の精子形成にかかわる領域（azoospermia factor: AZF）がないため無精子症である．逆に，46,XYの一部に*SRY*陰性のDSDがある．また，FISH検査で*SRY*陽性であっても，遺伝子内に病的バリアント（変異）があると46,XYの完全型性腺異形成/部分型性腺異形成を生じる．*SRY*以外にも多くの遺伝子が単一でDSDに関与しているが，現在，*SRY*のFISH検査以外に保険収載されている遺伝学的検査がなく研究室レベルでの解析になる．

表1 ▶ DSDにかかわる遺伝子の例

遺伝子	座位	遺伝学的異常	遺伝形式	おもな表現型・合併症
SRY	Yp11.3	*SRY*のX染色体への転座/変異	Y-linked	XY女性，XX男性，（卵）精巣性DSD
DAX1（NR0B1）	Xp21.3	*DAX1*の重複	X-inked	
SOX9	17q24	*SOX9*の重複	AD	キャンポメリックディスプラジア
SF1（NR5A1）	9q33	*SF1*の変異	AD	
WNT4	1p35	*WNT4*の重複	AD	
AR	Xq12	*AR*の変異	X-linked	アンドロゲン不応症
SOX3	Xq27.1	*SOX3*の重複	X-linked	
CYP21A2	6p21.3	*CYP21A1*の変異	AR	21-水酸化酵素欠損症
POR	7q11.23	*POR*の変異	AR	アントレー・ビクスラー症候群

（五十嵐麻希，他．性分化疾患と遺伝子異常，小児内科 2014；**46**：895-899，大阪母子医療センター（編）．性分化疾患ケースカンファレンス．診断と治療社，2014より作成）

❸ DSDの遺伝カウンセリング

a. 疾患確定前

　DSDが疑われる場合，医学的に必須な検査の1つとして染色体検査（G分染法，FISH）が実施される．日本医学会のガイドラインでは，「遺伝学的検査の事前の説明と同意・了解（成人におけるインフォームド・コンセント，未成年者等におけるインフォームド・アセント）の確認は原則として主治医が行う．また，必要に応じて専門家による遺伝カウンセリングや意思決定のための支援を受けられるように配慮する」とされている．DSDが疑われたタイミングにもよるが，本人とその家族に対し，検査前にどの程度の情報提供が必要かの見極めが重要と思われる．

b. 疾患確定後

　原因が染色体異常や単一遺伝子異常と特定できれば，それに応じた遺伝カウンセリングが可能である．染色体の場合，異数性異常であれば遺伝性はないことが説明できる．構造異常の場合はその核型に応じてアセスメントし，親由来の可能性がある場合は，両親の染色体検査についての話し合いになる．実際には，両親の検査を希望されるかどうかは，次子希望の有無によることも多い．次子を考えていない場合は，「きょうだいの挙児への影響の有無を考えるために，本人での突然変異かどうかを知っておきたい」というニーズによる両親自身の検査希望が多い．

　単一遺伝子異常の遺伝形式には，常染色体顕性（優性）遺伝（autosomal dominant: AD），常染色体潜性（劣性）遺伝（autosomal recessive: AR），X連鎖性遺伝（X-linked），Y連鎖性遺伝（Y-linked）がある．DSDでは，AR以外の遺伝形式の多くは突然変異であるが，まれに家族性の場合もあり，個別にアセスメントが必要である．

　一方，ARの場合，多くは両親がともにバリアント（変異）遺伝子をヘテロ接合でもつ非発症保因者である．保因者カップルの子は1/4の確率で罹患となる（図1）．46,XX DSDの代表的疾患である21-水酸化酵素欠損症（21-hydroxylase deficiency：21-OHD）を例として記載する．21-OHDの責任遺伝子は*CYP21A2*である．日本における保因者頻度は，発症頻度（日本では約20,000人に1人）から計算すると約70人に1人となる．*CYP21A2*のバリアント（変異）をホモ接合もしくは複合ヘテロ接合でもつ女児の外性器に男性化が起こる．99％の児は両親ともに保因者であるが，1％の児は片親が正常である．例外的に非罹患と思われていた片親が両アレルに変異をもっている場合もある．前述のそれぞれの場合の次子再発率について図2，3，4にまとめた．21-OHDは通常は遺伝子検査をしなくとも診断可能である．遺伝

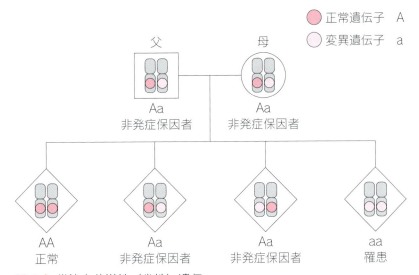

図1 ▶ 常染色体潜性（劣性）遺伝

子検査は研究室レベルであり，多くの方は受けていないと思われる．ゆえに，遺伝カウンセリングではすべての場合を念頭に，クライエントの不安や心配をしっかりと傾聴し，どこに重きを置いて情報提供するかが重要である．子どもの疾患や自分が保因者であることにショックを受ける親の気持ち自体は否定できるものではないが，遺伝カウンセリングではクライエントの感じ方や考えをそのままに受けとめながら，新たな視点を提供することも行う．21-OHDに限らずAR疾患はそれぞれの頻度は低くとも非常に多種類あるため，われわれは例外なく数十個の遺伝子変異の保因者であることを伝えることが多い．同じ事実であっても視点が変わることにより，自責の念をなくすことはできずとも和らげることはできるかもしれない．

c. 出生前診断

　次子希望の両親が出生前診断について考慮される場合がある．21-OHDは治療可能な疾患であり，現在の日本ではterminationを前提とした出生前診断の対象ではない．ただ，罹患している胎児を妊娠している可能性のある妊婦に対して，妊娠早期からの薬物治療を目的とした出生前診断が実施される場合があった．しかし，日本小児内分泌学会マス・スクリーニング委員会，日本マス・スクリーニング学会作成の「21-水酸化酵素欠損症の診断・治療のガイドライン（2014年改訂版）」は，「出生前診断・治療については未だ確立した治療法ではないことを考慮する．各施設の倫理委員会の承認のもとに，十分な経験がある医師，遺伝カウンセリングを整備している施設で行うことを考慮する」とされ，デキサメタゾンの恩恵を受けるのが胎児の1/8に過ぎないこと，デキサメタゾンの安全性や長期予後について十分なエビデンスがないことから，出生前診断・治療については慎重に考慮すべき，としている．

　このような現状で仮に出生前診断を考慮するとしても，妊娠前に，遺伝子解析でまず本人の変異を同定し，両親が保因者であるという確定までが必要である．胎児への影響，絨毛検査による流産リスクなど考慮すべき点は多く，内分泌科，泌尿器科，産科，新生児科との連携のうえ，妊娠前からの慎重な遺伝カウンセリングが必要である．

おわりに

　本項では主としてDSD本人の家族をクライエントとした遺伝カウンセリングについて記載したが，

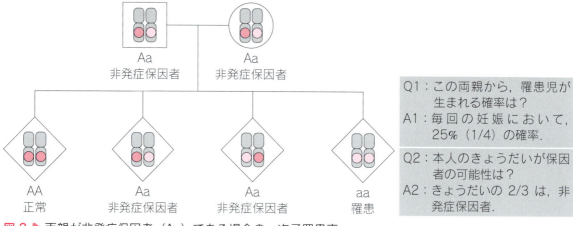

図2 ▶ 両親が非発症保因者（Aa）である場合の，次子罹患率

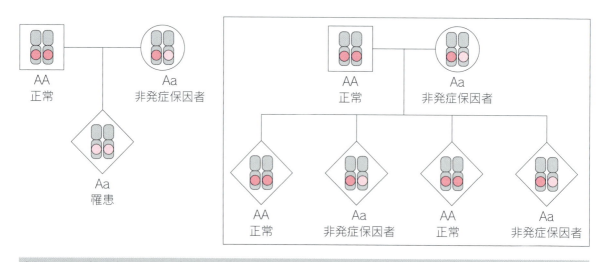

Q1：この両親の次の子どもが罹患する確率は？
A1：正常遺伝子（A）が子どもに伝わる時に，突然変異が起こったと推測される．よって，突然変異が再び起こらない限り，次子に再発はない．

通常は，右上のようになる．子どもは正常か非発症保因者である．

図3 ▶ 片親のみが非発症保因者（Aa）で，もう一方の親からの遺伝子に突然変異が起こったことが発症原因の場合の，次子罹患率

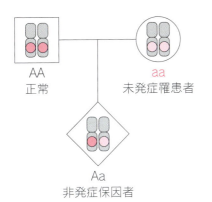

図4 ▶ 例外的に，片親が，罹患していると思われていなかったが，両方の遺伝子に変異をもつ場合（aa）の，次子罹患率

DSDにおいては成長発達段階に応じた，本人への説明，支援が重要なのはいうまでもない．本人が自己を唯一無二の大切な存在と感じ，自尊心を育んでいくためには，周囲の見守りとかかわり方が大切である．遺伝カウンセリングがその一助となるよう，タイミングとかかわり方について，医療チームで個別に検討されなければならない．

文献

1) 五十嵐麻希, 他. 性分化疾患と遺伝子異常. 小児内科 2014；**46**：895-899
2) 大阪母子医療センター（編）. 性分化疾患ケースカンファレンス. 診断と治療社, 2014

参考文献

・五十嵐麻希, 他. 性分化疾患と遺伝子異常. 小児内科 2014；**46**：895-899
・大阪母子医療センター（編）. 性分化疾患ケースカンファレンス. 診断と治療社, 2014
・福嶋義光（監訳）. トンプソン＆トンプソン遺伝医学. 第2版, メディカル・サイエンス・インターナショナル, 2017；115-121
・福嶋義光（監訳）. トンプソン＆トンプソン遺伝医学. 第2版, メディカル・サイエンス・インターナショナル, 2017；534-535

（松田圭子，岡本伸彦）

第7章：DSD サポートチームとその役割

1-C サポートチーム 看護師

❶ DSD 診療における看護の役割

　当センターの外来には，DSD の子どもと家族を担当する看護師を配置している．生まれてきた子どもの性別判定に難渋する場合，家族は不安，動揺，混乱にさらされる．看護師は，必要なときには乳児期から家族と話をする機会を設けて，病気についてわからないこと，困っていることがないかを確認している．乳児期以降も，検査や手術を受ける際，集団生活を送る日常のなか，子どもへの病気の説明を考えるときなど，子どもが成長していく過程において，様々な悩みが生じる場合もある．また，子どもの悩みや不安についても時間をかけて聴き取り，疾患や治療の理解や成長発達に即した心理的な支援を行っている．これらの支援の目的は，子どもや家族の不安や動揺，混乱に寄り添うこと，子どもと家族が病気を理解し，受け止め，受け容れていくことにある．性に関係する問題も含まれることから，子どもや家族は悩みがあったとしても友達や親戚などに相談しにくいと思うことがある．そのため，看護師が相談の窓口となり，子どもと家族の心理的な負担を少しでも減らすことを目指している．

　このことからも，DSD 医療における看護の役割はおもに 2 つあると考える[1]．

　1 つ目は，患者や家族の前向きな適応を目指し，出生時から成人期まで寄り添い支えることである．まずは，家族のなかでも養育者である保護者への病気の理解と受容に向けた支援を行う．看護師は養育者に寄り添いながら，病気に関する知識の確認を行うとともに，不足点や誤解している事柄があれば説明を行っていく．内容によっては医師から説明を受ける場を設けるように調整も行う．次に，成長する過程における子どもの心理社会的ケアである．外来受診の待ち時間を利用して，子どもへ体調だけでなく日常生活の状況を確認するコミュニケーションのなかで，不安や困っていることの有無や性自認を確認している．また，自他の比較が明確となり自己認識の高まる 9～10 歳頃より，養育者を交えない子どもと看護師による二者での対話の場を設けている[2]．これは，子どもが本当の思いを表出しやすい環境を準備することと，思春期以降への継続支援に向けて自分を自由に表現できる相手となり得るよう看護師との援助関係を形成することを目的としている．これらの支援は，将来を見据えた子どもへの自立支援の一端であり，子どもが自分の病気や治療経過を理解し，自己管理能力を養いながら自分の夢や目標を描けるように，長い年月をかけて関与していくよう配慮している．

　2 つ目は，チーム医療のコーディネーター役である．多くの職種が子どもの年齢や病状に応じて連携した医療支援を行っているため，"医療者間"と"患者 - 医療者間"のコーディネートを行うことが，より質の高い医療の提供につながる．おもには，子どもと家族，関係する医療者の情報の集約と伝達や，よりよいタイミングを計ることも含まれる．子どもに不利益が生じることのないように，子どもと家族の近況や思いについて診察前に情報を得て医師へ報告することで，医療者間の意見のすり合わせや治療方針の再確認に役立てる．また，できるだけ医師の診察に同席し，治療方針と子どもと養育者の理解や心理状況を把握することで適切な助言や支援につなげている．

❷ 子どもの自立支援

　より計画的かつ段階的に DSD の子どもへ自立支援を行うために，当センターでは 2016 年 10 月より

DSDトランジション外来を発足した．DSDトランジション外来では，おもに子どもへ病名を含めた病態の説明について医師とともに取り組んでいる．そのため看護師の対応もより焦点化させており，子どもや家族の病気に関する知識や，病態を知りたいと思っているか，伝えたいと思っているかなどを事前に確認している．1/2成人式である10歳頃を節目の年齢と捉え，病気の説明を本格的に検討し始める．この時期の子どもへの声掛けの一例としては，「なぜときどき病院に来ないといけないか知っている？」「自分の体の状態や病名を知りたいと思ってるかな？」「みんなに聞いていることだからね．テストじゃないからわからなくてもいいよ」「今はお父さんやお母さんが先生と話しているけど，大きくなったら自分で先生とお話ししないといけないよ．それまでに，自分で病気の名前や検査の値がわかっていないといけないから，そのためにちょっとずつ一緒に勉強していこう」などである．高校生以上になると，進路や恋愛について話をすることもあり，養育者の元を巣立っていく近い未来を想定しながら，病気に関する知識の再確認と必要な情報や準備について対応している．また，子どもへの説明に躊躇している家族への説明例としては，「家族が病気を理解して受け容れていなければ，子どもも理解し受け容れることがむずかしくなってしまいます」「子どもからの質問をはぐらかすと，子どもは聞いてはいけないことだと感じてしまい，誰にも相談できずひとりで悩んでしまう場合もあるのです」「自身の身体のことなのに本人が知らないのは，将来の自立にも影響を与えかねないですよ」などである．このように看護師は，家族の不安を軽減し病気に関する知識を高め，家族が子どもの疑問を受け止め，発達段階に即した内容を伝えられるようにするためのサポートを行っている．決して，家族だけに子どもへの説明を委ねるのではなく，具体的な説明内容を一緒に考え，疑問や不安に対応しながら，家族がエンパワーメントを高められるように支援している．

おわりに

DSDの子どもと家族の支援は，性の問題というアイデンティティの根幹にかかわる事柄を取り扱うため，慎重に行わなくてはならない．そのため，医師だけではなく，看護師を含めた多職種で連携して支援する必要があるが，なかでも看護師は，子どもや家族にとって最も身近な存在の医療者といえる．そのため，子どもや家族の声をより近く，より速やかに聞き取ることができる職種である．何よりも大切にしたいことは，子どもと家族に真摯に向き合い，子どもの最善の利益を考慮したケアを行うことである．子どもをひとりの人間として尊重し，子どもの気持ちを一番に考え寄り添い，一緒に悩み考えながらかかわり続けていく存在でありたいと考えている．

文献

1) 石見和世．21-水酸化酵素欠損症―看護アプローチ．大阪府立母子保健総合医療センター（編），性分化疾患ケースカンファレンス．診断と治療社，2014；114-115
2) 石見和世，他．1施設における先天性副腎過形成女児への病気説明の実態調査．小児保健研究 2018；77：347-354

（石見和世，菅田純子）

第7章:DSDサポートチームとその役割

2 患者・家族会

❶ 患者・家族会の重要性

　DSDは希少疾患であるが,疾患数は40種類以上あること,症状が多様であること,患者や家族が疾患を周囲に悟られないよう振る舞う傾向から,DSDのピアサポートグループは種類も数も限られている.そのため,同じ疾患の患者同士が交流する機会は極めて少なく,グループの存在や活動も限られたものとなっている.そのためDSDをもつ人は,ひとりで悩み孤立感を抱いたり,SNSだけの情報から誤解を招き不安を助長している場合も多い.

　患者の心理的支援にはピアサポートが有効であることは既に広く知られていることであり[1,2],DSD支援においてもその効果や必要性は同様である[3].ピアサポートとは,同じような困難を体験・直面してきた人々が,様々な思いや情報を共有し,社会的に支え合っていく相互利益関係のことをいう[4].このように同じような状況にあるほかの人から人へ,心理社会的サポートを受け与えることを目的とする重要な支援要素である.ピアサポートを受けるためには,ピアサポートグループとコンタクトをとることが優先される.このピアサポートグループは,"患者会""支援グループ""サポートグループ""セルフヘルプグループ"など多様な表現があるが,目的はほぼ同じである.ピアサポートグループで交流した方々の多くは,自分はひとりではない,自分の思い・考えを自由に話せる,気持ちを理解し・理解されることで安心感を得やすい.また,正しい病気の知識を得る,本来の自分らしく生きるためのヒントや仲間をつくる機会ともなり,認識やQOLが向上するメリットを体感している.2006年にシカゴで行われたDSD国際会議において,「ヘルスケアスタッフは,患者に,状態に応じた各サポートグループへの参加を勧められる機会を設けるべきである」とされた[5].このように医療者は,年齢や病態などを考慮しながら,患者や家族へ適切で信頼できるサポートグループを紹介することも必要な支援に含まれる.

❷ 患者・家族会の現状

　おもに海外の患者家族会・サポートグループレベルでは,8つほどのグループに分かれるとされている[6].海外のサポートグループでは,医師,看護師,ソーシャルワーカー,心理士,遺伝カウンセラーなどのメディカルアドバイザリーが運営に参加しているが,日本では限られたサポートグループのみが一部の医療専門職と連携できている状況である(表1).

　なお,CAHに関しては男児の養育者も交流できる会がある.基本的には,これらのグループとコンタクトを希望される場合は,各自が必要時にインターネット等で検索してつながることが多い.

　当センターでは,これらの患者家族会とすでに連携しているグループもあるため,実際に医療者が窓口となり患者をサポートグループへ紹介したり,逆にサポートグループから紹介を受けて医療機関の受診に至るケースもある.このように,双方が連携しながら患者と家族の支援を行っていくことがDSD診療において重要な点であり課題でもある.

❖ おわりに

　「1 サポートチーム」(p.72)で,当院で発足した「母子センターCAHの会」を紹介したが,疾患の特

表1 ▶ おもな患者・家族会・サポートグループが存在する疾患

- ターナー女性*
- CAH（先天性副腎過形成）女性*
- AIS（アンドロゲン不応症）等のDSD*
- 尿道下裂男性
- X・Y染色体バリエーション
- 各種外反症
- 性腺機能低下症
- MRKH（メイヤー・ロキタンスキー・キュスター・ハウザー症候群）女性*

*：日本において現時点で患者・家族会が実働している疾患.

性からも患者および家族がサポートグループを立ち上げることがむずかしい場合は，まずは医療機関が主体となり企画・運営することから初めることも1つの方法である．少人数であっても，交流でき正しい知識を得ることができる場や機会を提供していくことがDSDの患者と家族には求められている．

文献

1) 小野美穂, 他. 病者のピア・サポートの実態と精神的健康との関連―オストメイトを対象に, 日本看護科学学会誌 2007；**27**：23-32
2) 大野裕美. がん治療前サポートにピアサポートは有効であるか―フィールドワークによる質的研究―. 名古屋市立大学大学院人間文化研究科 人間文化研究 2011；**14**：129-141
3) Schweizer K, et al. Coping With Diverse Sex Development Treatment Experiences and Psychosocial Support During Childhood and Adolescence and Adult Well-Being. J Pediatr Psychol 2017；**42**：504-519
4) Baratz AB, et al. Disorders of sex development peer support. Endocr Dev 2014；**27**：99-112
5) Hughes et al. Consensus statement on management of intersex disorders. Arch Dis Child 2006；**91**：554-563
6) ヨ ヘイル. 性分化疾患を持つ人々・家族の困難とサポートグループの役割, 第118回日本小児科学会学術集会 多職種シンポジウム, 2015

（石見和世）

第8章：DSDに係る制度，その他

DSDで出生届はどのように出すのか？性別を変える場合の手続きは？（法律制度）

❶ DSDで出生届はどのように出すのか？

　DSDにより，非典型的な外性器をもつ子どもが生まれた場合，どちらの性別で育てていくかという「養育上の性（社会的性）」を決定する必要がある．法律上の性を考えるうえで，染色体の核型，性腺の性状，内・外性器の形状などはいずれも単独で性を決める根拠にはならない．さらには，原因となる疾患によって法律上の性が決まるということもない．疾患が同じであっても，その重症度によって異なった性を選択する場合もある．法律上の性は社会生活上の基盤となり，生涯その個人について回るものであるため，その決定は慎重に行わなければならない．決定のための検査にも時間がかかるため，出生届を出すまでに時間がかかることも多い．

❖Q1． 出生届はいつまでに提出する必要がありますか？

A．出生届には名前と性別が必須項目です．戸籍は原則として出生後14日以内に市町村の役所に提出する必要がありますが，名前と性別を保留することができます．性別判定後に名前と性別を追完することが可能です．つまり，法的に生後14日以内に性別を決定しなければならない，ということはありません．しかし，後日の届け出には「追完」の記録が戸籍上に残ります．

❖Q2． 出生届の提出が遅れた場合はどうなりますか？

A．14日以内が原則ですが，遅れても受理はされます．しかしながら，5万円以下の過料が課せられる可能性があります．出生届の提出が遅れる理由をソーシャルワーカーを通じて市町村の担当者に相談をしておくことが望ましいです．

❖Q3． 出生届に関して注意点はありますか？

A．出生届の右側部分には出生証明書の記載が必要となります（参考資料1）．出生証明書は出生した病院の産科医により記載される場合が多いです．DSDでは，生後に社会的性決定のために転院となる場合も多いため，転院前に名前と性別は空欄の状態で出生証明書を記載してもらっておくと手続きが円滑に進みます．社会的性の決定後，出生した病院の医師と相談のうえ，名前と性別を記載します．

（関連する法律）
戸籍法第四章二節 出生
第四十九条 出生の届は，十四日以内（国外で出生があったときは，三箇月以内）にこれをしなければならない．
　2 届書には，次の事項を記載しなければならない．
　一 子の男女別及び嫡出又は嫡出でない子の別
　二 出生の年月日時分及び場所
　三 父母の氏名および本籍，父又は母が外国人であるときは，その氏名および国籍
　四 その他法務省令で定める事項

❶ **DSDで出生届はどのように出すのか？性別を変える場合の手続きは？（法律制度）**

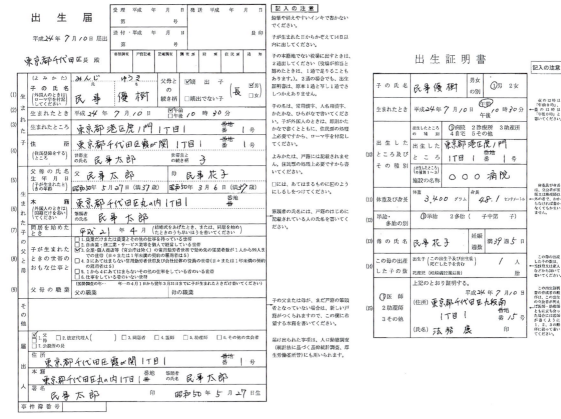

参考資料1 ▶ 出生届（法務省の記載要領・記載例）

戸籍法第九章 罰則
第百三十五条 正当な理由がなくて期間内にすべき届出又は申請をしない者は，五万円以下の過料に処する．

❷ **性別を変える場合の手続きは？**

　性別違和を伴わないDSDにおける性の変更（診断の変更など医学的事由による）は性別違和の人の性別変更と区別して扱うべきである．ただ，完全に別個に扱うことが不可能な事例もあることを認識して対処する必要がある．

❀ **Q1．性別を変更することはできますか？**
A． 医学的事由があり，妥当と認められる診断書が提出され家庭裁判所で認められれば性の変更は可能です．変更の記録が残りますが，転籍・結婚で性変更の記録は消えます．

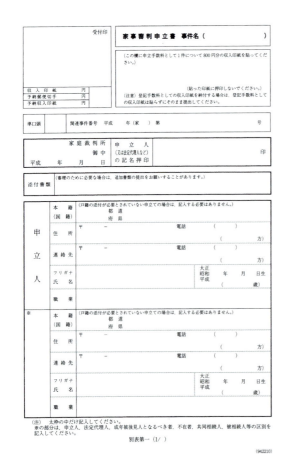

参考資料2 ▶ 家事審判申立書

❀Q2．性別変更の申請はどのように行うのですか？
A．申立人の住所地の家庭裁判所に申請します．申立書は，家庭裁判所の受付窓口に用意してあります．

❀Q3．申請に際し準備が必要ですか？
A．以下の書類と収入印紙800円分が必要です．
1) 申立書（参考資料2）
2) 標準的な申立添付書類
   申立人の出生時から現在までのすべての戸籍（除籍，改製原戸籍）と謄本（全部事項証明書）
3) 医師による診断書

❀Q4．申立て後の手続は，どのように進行するのですか？
A．申立書や診断書等の記載の内容にもよりますが，必要に応じて，家庭裁判所調査官による調査を行ったり，裁判官が直接事情を聴いたりします．裁判官はこうして得られた結果をもとに，性別の取扱いを変更するかどうかの判断をします．

✖ Q5. 変更審判がされた後，戸籍の記載はどのようになるのですか？

A. 変更審判を受けた場合には，申立人を筆頭者とする新戸籍が編製され（戸籍が申立人単独のものである場合は，新戸籍は編製されません），父母との続柄欄が更正されます．

✖ Q6. 名前も変更したいのですが，どうすればよいのですか？

A. 名前を変更するには家庭裁判所の許可が必要になりますので，この手続以外に「名の変更許可」の申立てが必要となります．

📕 参考文献

・裁判所，性別の取り扱いの変更　http://www.courts.go.jp/saiban/syurui_kazi/kazi_06_23/index.html（2019年5月）閲覧
・日本加除出版法令編纂室（編），戸籍実務六法. 平成31年度版，日本加除出版，2018
・日本小児内分泌学会性分化・副腎疾患委員会（編），Webtext：性分化疾患の診断と治療，2016；24-26　http://jspe.umin.jp/medical/files/webtext_170104.pdf（2019年5月閲覧）

（松山聡子，松井　太）

第8章：DSDに係る制度，その他

2 医療助成はあるか？小児慢性特定疾病と指定難病（医療制度）

わが国の健康保険制度はかなり充実しているが，一定の自己負担（一部負担金）が必要である．現在は小学校入学前までの人は医療費の2割を，小学校入学以後70歳未満の人は3割を窓口で支払うことになっている[1]．高額な医療費を支払った場合は，所得に応じた自己負担限度額を超えた分については後で払い戻しを受けることもできる．

一方，健康保険制度の自己負担部分について，国による医療費助成制度を利用することができる場合があるので，次に紹介する．

❶ 小児慢性特定疾病[2]

ある特定の慢性疾患にかかっている子どもの医療費負担の軽減を図るために，自己負担分の一部を助成する制度である．対象となる疾病については

1) 慢性に経過する疾病であること
2) 生命を長期に脅かす疾病であること
3) 症状や治療が長期にわたって生活の質を低下させる疾病であること
4) 長期にわたって高額な医療費の負担が続く疾病であること

という要件を満たし，厚生労働大臣が定めるもの，とされている．2018年7月17日版の対象疾患一覧には800種類余りの疾患が含まれている．

✿Q1．DSDのなかで小児慢性特定疾病の対象になるものがありますか？

A． 先天性副腎過形成症（先天性副腎皮質酵素欠損症），精巣形成不全，卵精巣性DSD，混合性性腺異形成症，5α-還元酵素欠損症，17β-水酸化ステロイド脱水素酵素欠損症，アンドロゲン不応症，その他の46,XY DSD，46,XX DSDがあげられています（表1）．ただし，本制度の対象となるのはこれらの疾患の治療のために補充療法，機能抑制療法その他の薬物療法を行っている場合に限られます．

✿Q2．小児慢性特定疾病の対象年齢は何歳までですか？

A． 原則として18歳未満ですが，18歳到達時点において本事業の対象になっており，かつ，18歳到達後も引き続き治療が必要と認められる場合には，20歳未満まで延長することができます．

✿Q3．小児慢性特定疾病の申請手続きはどうしたらよいですか？

A． まず本制度の指定医療機関を受診し，対象疾患と診断された場合に医師より医療意見書を交付してもらい，保護者が記載した医療受給者証申請書とともに都道府県，指定都市，中核都市に提出します．医療受給者証申請書の書式や申請に必要とする書類は各自治体によって異なるため，担当窓口に問い合わせて確認してください．なお，個々の申請内容について各自治体の小児慢性特定疾病審査会にて審査が行われ，認定基準を満たすと判断されれば助成を受けることができます．

表 1 ▶ 医療費助成制度の対象となる DSD

小児慢性特定疾病
　先天性副腎過形成症（先天性副腎皮質酵素欠損症）
　精巣形成不全
　卵精巣性 DSD
　混合性性腺異形成症
　5α-還元酵素欠損症
　17β-水酸化ステロイド脱水素酵素欠損症
　アンドロゲン不応症
　アロマターゼ欠損症
　その他の 46,XY DSD
　46,XX DSD
指定難病
　先天性副腎皮質酵素欠損症，先天性副腎低形成症

表 2 ▶ 小児慢性特定疾病の医療費助成に係る自己負担上限額（月額）

階層区分	年収の目安（夫婦2人子1人世帯）		自己負担上限額（患者負担割合：2割，外来＋入院）		人工呼吸器等装着者
			一般	重症（※）	
Ⅰ	生活保護等		0		
Ⅱ	市町村民税非課税	低所得Ⅰ（〜約80万円）	1,250		500
Ⅲ		低所得Ⅱ（〜約200万円）	2,500		
Ⅳ	一般所得Ⅰ（〜市区町村民税7.1万円未満，〜約430万円）		5,000	2,500	
Ⅴ	一般所得Ⅱ（〜市区町村民税25.1万円未満，〜約850万円）		10,000	5,000	
Ⅵ	上位所得（市区町村民税25.1万円〜，約850万円〜）		15,000	10,000	
入院時の食費			1/2 自己負担		

※重症：①高額な医療費が長期的に継続する者（医療費総額が5万円/月〈たとえば医療保険の2割負担の場合，医療費の自己負担が1万円/月〉を超える月が年間6回以上ある場合），②現行の重症患者基準に適合するもの，のいずれかに該当．
（小児慢性特定疾病情報センター　https://www.shouman.jp/about/）

❀Q4. 小児慢性特定疾病を利用した場合の自己負担上限額はいくらですか？

A. 自己負担上限額（月額）を表2に示します．世帯の年収によって大きく異なりますが，非重症児で一般所得の場合 5,000〜10,000 円です．

❀Q5. 乳児医療があるので，小児慢性特定疾病は申請しなくてもよいですか？

A. 本制度では疾患別の患者数や年齢，検査データや治療内容などを登録しており，様々な希少疾患，難治性疾患の診断や治療について貴重な資料となることが期待されています．本制度を申請しても乳児医療も使えますので，できるだけ申請してください．

❷ 指定難病[3)]

平成26年5月に公布された「難病の患者に対する医療等に関する法律」に基づき，平成27年1月1日

表3 ▶ 指定難病の支給認定に必要な書類

提出書類	必要とする理由
特定医療費の支給認定申請書	—
診断書 （臨床調査個人票）	指定難病に罹患していること，一定程度の症状であるかを確認するため．
住民票 （申請者及び申請者の世帯の構成員のうち，申請者と同一の医療保険に加入している者が確認できるものに限る．）	自己負担上限額（月額）の決定に必要となるため．
世帯の所得を確認できる書類 （市町村民税〈非〉課税証明書等）	
保険証の写し （被保険者証・被扶養者証・組合員証などの医療保険の加入関係を示すもの）	
人工呼吸器等装着者であることを照明する書類	
世帯内に申請者以外に特定医療費又は小児慢性特定疾病医療費の受給者がいることを証明する書類	
医療費について確認できる書類 ※「高額かつ長期」又は「軽症高額該当」に該当することを確認するために必要な領収書等	自己負担上限額（月額）の決定および，支給認定の要件を確認する際に必要となるため．
同意書（医療保険の所得区分確認の際に必要）	保険情報の照会を保険者に行う際に必要となるため．

※色づけされた書類書類等は必要に応じて提出が必要なもの
（難病情報センター　http://www.nanbyou.or.jp/）

から難病医療費助成制度が始まった．この制度の対象とする疾患は指定難病とよばれ，1）発病の機構が明らかでなく，2）治療方法が確立していない，3）希少な疾患であって，4）長期の療養を必要とするもの，という4つの条件に加えて，5）患者数がわが国において一定の人数（人口の約0.1％程度）に達しないこと，6）客観的な診断基準（またはそれに準ずるもの）が成立していること（さらに重症度分類で一定程度以上であること），という2条件を満たす疾患であることが要件となっている．平成30年4月現在の指定難病は331疾病あり，さらに東京都においては，これらとは別に現在8疾病（都単独疾病）が医療費助成の対象となっている．

Q1. DSDのなかで指定難病の対象になるものがありますか？

A．DSDを合併しうる副腎疾患2つで認められています．先天性副腎皮質酵素欠損症と先天性副腎低形成症です．

Q2. 指定難病の対象年齢は？

A．本制度は対象年齢に制限はなく，小児も申請することができます．また，本制度においても，小児慢性特定疾病と同様，各疾患の症状や検査データ，治療内容などが登録され，貴重な臨床データとなることが期待されています．しかし小児慢性特定疾病の対象年齢の間は，小児慢性特定疾病制度を利用することによって，小児期の臨床経過や治療内容を明らかにすることができるので，できるだけ小児慢性特定疾病を申請してください．

Q3. 指定難病の申請手続きはどうしたらよいですか？

A．本制度の申請に際しては，指定医療機関の医師による診断書（臨床調査個人票）と特定医療費の支

表4 ▶ 指定難病の医療費助成における自己負担上限額（月額）

(単位：円)

階層区分	階層区分の基準〔（ ）内の数字は，夫婦2人世帯の場合における年収の目安〕		自己負担上限額（外来＋入院）（患者負担割合：2割）		
			一般	高額かつ長期※	人工呼吸器等装着者
生活保護	—		0	0	0
低所得 I	市町村民税非課税（世帯）	本人年収～80万円	2,500	2,500	1,000
低所得 II		本人年収80万円超～	5,000	5,000	
一般所得 I	市町村民税 課税以上7.1万円未満（約160万円～約370万円）		10,000	5,000	
一般所得 II	市町村民税 7.1万円以上25.1万円未満（約370万円～約810万円）		20,000	10,000	
上位所得	市町村民税25.1万円以上（約810万円～）		30,000	20,000	
入院時の食事			全額自己負担		

※「高額かつ長期」とは，月ごとの医療費総額が5万円を超える月が年間6回以上ある者（例えば医療保険の2割負担の場合，医療費の自己負担が1万円を超える月が年間6回以上）．
（難病情報センター　http://www.nanbyou.or.jp/）

給認定申請書などが必要です（表3）．

❖ Q4. 指定難病を利用した場合の自己負担上限額はいくらですか？

A. 本制度の対象疾患は保険診療の自己負担割合が3割から2割に引き下げられ，さらに自己負担上限額も設定されています（表4）．

❸ 乳児医療

各地方公共団体が乳幼児の入院医療もしくは外来診療に要する自己負担金について助成する制度で，当道府県や市町村によって対象年齢，所得制限の有無，費用負担の内容などが異なるため，住居地の役所に問い合わせてほしい．一例として大阪市の場合は18歳に達した日以降における最初の3月31日までを対象とし，1医療機関ごとに1日当たり最大500円（月2日限度）で，3日目以降の負担はない（入院と通院，歯科と歯科以外，は別計算）．0～12歳までは所得制限はないが，12歳以降は一定の所得制限がある．

📖 文献

1) 厚生労働省　我が国の医療保険について　https://www.mhlw.go.jp/stf/seisakunitsuite/bunya/kenkou_iryou/iryouhoken/iryouhoken01/index.html（2019年5月閲覧）
2) 小児慢性特定疾病情報センター　https://www.shouman.jp/about/（2019年5月閲覧）
3) 難病情報センター　http://www.nanbyou.or.jp/（2019年5月閲覧）

（恵谷ゆり）

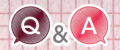

乳児期

Q1　今の時点で何か気をつけることはありますか？

A1

　通常通りの育児をしてください．初めて笑ったり，ハイハイしたり，つかまり立ちをしたり，言葉が出てきたり，離乳食が食べられるようになったりしてきますので，子どもが大きくなることやできることが増えていくことを楽しんで，愛しんでください．薬の内服や受診などは指示通り行っていただく必要がありますが，受診間隔はだんだんとあいて3か月に1回ぐらいに伸びていきます．内服の習慣づけの時期でもありますので，たとえば「元気のもと」を飲みましょうねと子どもに声掛けしながら習慣をつくっていってください．

　一般的に，乳幼児期に各々の性に応じた外陰部形成術が行われます．乳幼児期の手術は，子どもと養育者の愛着を高めると感じられています．また，養育性に矛盾する性腺や悪性化が危ぶまれる性腺に対しては摘除術を行います．一方，手術は子どもが希望するまで待機するように勧める意見もあります．手術の選択や手術を行う時期について迷いが生じている場合には，セカンドオピニオンを求めることで疾患に対する理解が深まり，納得して治療に臨むことができます．手術は，DSDに対する手術経験が豊富な外科医によってなされるべきであり，信頼できる医師を探すことが望ましいです．

Q2　この子は将来自分の性別に違和感をもちますか？
そのときはどうしたらよいですか（性別変更など）？

A2

　どんな子どもも学童期以降になって自分の「性別」に違和感が生じることがあります．なかには「性別違和」という状態になる子どももいます．同じようにDSDの子どもが将来自分の性別に違和感を生じる場合があります．その声に耳を傾けて向き合ってください．子どもの気持ちを尊重しながら，性別変更ができることを伝えてあげることも大切です．

Q3 手術の費用などが不安です．

A3

　医療費を助成する制度は，国や地方自治体が法律で定めており，詳細については各自治体によって異なります．

　手術に関しての助成制度には，自立支援医療（育成医療）制度があります．自立支援医療（育成医療）制度は，尿道下裂や停留精巣などの疾患をもつ18歳未満の子どもを対象とし，その身体障害を除去，軽減する手術等の治療によって確実に効果が期待できる者に対して提供される制度です．

　また，子ども医療費助成制度やひとり親医療費助成制度なども適応が可能です．どの制度を適応できるかは，各自治体により異なりますので市区町村窓口等でご相談ください．また，多くの医療機関にソーシャルワーカーが配置されています．公的保障制度を有効に利用するために，通院している病院のソーシャルワーカーに相談してみるのもよいかと思われます．

幼児期

Q1 子どもに質問されたとき何と答えればよいですか？

A1

当センターではわかりやすいように図　子ども向けCAH*パンフレット（p.99）を用いて子どもに説明をしています．イラストを見せたり，副腎の位置を実際に身体を使って示すなど，工夫をすると，より理解を得やすくなります．

> なぜ病院に行くの？

　子どもは，幼い頃からわかるかわからないことでも，家族のことを見て感じています．幼児期には"今していること"を説明してあげることが大切です（病院に通うこと，薬を飲むことなど）．子どもの問いかけを回避することなく答える姿勢が大切です．

> （たとえばCAH例では）生まれたときに，元気のもとが足りないことがわかったよ．ときどき病院で元気のもとが足りているか見るために"チックン"や"もしもし"をしているよ．

＊：CAH…先天性副腎過形成

> （たとえばCAH例で薬を飲んでいる場合）なぜ薬を飲むの？

　幼児期では，子どもにわかる範囲で服薬の大切さ，服薬していることで他児と同じように過ごせていることを知ってもらうことが必要です．

> みんなはここ（副腎）から元気のもとが出ているよ．○○ちゃんは元気のもとが出せないからお薬を飲んでいるよ．お薬を飲んでいたら元気でいられるから大丈夫だよ．

> （乳児期に手術をした場合）この傷はなに？

　幼児期は自分とほかの人を意識し観察する能力も育ってきます．そのため年齢に応じた十分な説明を受けることで，納得し適応していきます．たとえば

> おしっこの道を作るために頑張った傷だよ．

などと簡単なことばを用いてわかりやすく説明することで子どもは自分の体を肯定的に理解するようになります．

> （外性器に違和感がある場合）なぜ自分のは人と違うの？

　この時期は他者との比較から子どもは自分の体に漠然とした不安を抱きます．一方養育者は，伝えたときの子どもの反応が怖くなってしまい，子どもの質問を受け止められない状況をつくってしまいます．すると子どもは「聞いてはいけない」と感じてしまいます．そうならないように

> 顔が違うみたいにいろいろな形や大きさがあるよ．悪い病気じゃないからね

などと子どもが他人と違うことで不安感を抱かないようにすることが大切です．

Q2 園や学校には何と説明したらよいですか？

A2

　CAH の場合は定期内服の必要性と副腎不全の説明をしておく必要があります．対処の方法などを主治医から園や学校に手紙を書いてもらいます．そのときの養育者との連絡連携方法も決めておきましょう．子どもにはしんどいときには先生に伝えること，お薬を飲む必要性があることを伝えます．

　ほかの DSD のため立って排尿ができない場合は，配慮が必要になります．先生とあらかじめ相談しておきましょう．陰核肥大がありおむつ替えがある場合は先生にあらかじめ「個性」であることを伝えておきましょう．

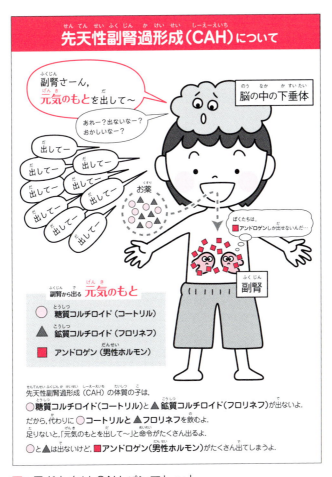

図▶子ども向け CAH パンフレット

学童期

Q1 （内服がある場合）薬はいつから自分で管理できるようになりますか？

A1

　13歳頃からは，子ども自身が薬剤名，用法や用量などを理解し，薬を自ら準備して飲むことができるようになります．しかし，その年齢になったからといって，突然子ども本人が自分でできるわけではありません．小学生の時期から，病気や薬を飲む必要性について，子どもがわかるように説明をし，できることは自分でさせることが必要です．また，子どもが主体的に薬を管理できるよう，養育者の方は，子どもがどの程度できているか等，様子を見守り，サポート役に回ることが大切です．

Q2 （生理がこない場合）生理のことはなんと説明したらよいですか？

A2

　子どもは，学校等で性教育を受けていますが，基礎的な知識がない場合もあります．まずは，それらの知識の確認と説明を行う必要があります．平均初経年齢は12歳3か月ですので，学童期の場合は生理がない子どもは半分います．生理がこない原因は病気により違いますが，おもに卵巣や子宮などの病気によるものです．卵巣機能が悪い場合は女性ホルモンの補充により生理を起こすことができます．子宮がない場合，生理は起こりません．伝えにくいことではありますが，生理がこない原因を説明する必要があります．もし家族が隠したり嘘をついたりしたら，子どもは家族に受け入れられていないと感じるかもしれません．子どもが安心して相談できる存在でいるには，ごまかさないことが必要だと思います．

Q3 本人への病気の説明はしたほうがよいですか？

A3

　子どもの自立を考えると，子ども自身が自分の体質や治療経過を理解したうえで将来の夢や目標に向かって成長していくことが望ましいとされています．そのため，子どもの成長と発達のレベル，認識や希望に応じて病気の説明をくり返し行うことをお勧めします．そのため，養育者や医療者は，子どもが自分自身や病気に対してどのように捉えているか，何を知りたいと考えているかについて日頃から把握し，説明の内容やタイミングを十分に検討していくことが大切です．

Q4　（子どもができにくい場合）いつ頃本人へ伝えたらよいでしょうか？

A4

　DSDの子どものなかには，妊娠がむずかしい人がいます．その場合，多くの方は学童期後期～思春期にかけて女性ホルモンの補充が始まります．治療を始める際に，なぜこの治療が必要なのかというかたちで説明すると，自然なタイミングで説明できるのではないでしょうか．内服薬や貼り薬を子どもが自分で管理していくためにも，本人が治療の理由を理解することは重要です．また，学童期では，生理と妊娠の関係を理解していない場合もあるので，それらの確認と説明も必要だと考えます．卵巣の役割は2つあり女性ホルモンをつくることと卵子をつくることです．一方，精巣の役割も男性ホルモンをつくることと精子をつくることです．どちらの機能が悪いのかを分けて説明するとわかりやすいと思います．

　たとえばロキタンスキーとういう体質では，卵巣も卵巣機能は正常に働いていますが，子宮が小さいために生理がこない，また妊娠がむずかしいとされます．わかった時点でまず養育者に説明し，十分に理解してもらったうえで，子どもに子宮が小さく育ちにくい体質で，生理がこないし，妊娠はむずかしいことを伝えます．

Q5　本人への病気の説明はどのようにしたらよいですか？

A5

　病名，染色体，性腺，内性器，外性器，子どもができるかなど，表現に気をつけながらすべてのことを伝えることが望ましいと考えます．家族のなかには，学童期にそれらのことを説明してもわからないのではないか，まだ早いのではないかと考えられる方もいるかと思います．しかし，すべてがわかるようになった年齢で初めてこれらのことを聞くショックははかりしれません．一方，学童期での説明は子どもがショックを受けることは避けられませんが，よくわかっていないぶん，前述の場合とは意味合いが違います．また，「よくわからなかったが両親と医療者が隠しごとなく説明してくれた」という事実が，子どもの自立へのサポートとなると考えます．この時期の説明では，子どもが「癌など悪いものがあるのでは？」「みんなと私は違うの？」という思いをもつことがあるので，注意して伝えることが必要になるでしょう．

Q6 （外性器に違和感がある場合）林間学校，修学旅行で集団での入浴があるときは皆さんどうしていますか？

A6 年齢や，外性器の状態と本人の気持ちにより異なりますが，みんなと同じ浴室で入浴する子どももいれば，養育者が教師に状況を伝えて別の浴室（教師が使用する小浴室など）を使用できるよう調整することもあります．あくまでも，子ども本人がどうしたいかを優先させて決めていくことが重要でしょう．

思春期

Q1 （生理がこない場合）友達に聞かれて返答に困っているようです．よい返答の仕方はありますか？

A1 生理が話題になるのは小学校高学年から中学生の短い間だけです．その話題がずっと続くわけではないことを伝え，「生理がきた」や「病院で検査したときに，ちょっと遅いけど大丈夫といわれた」など具体的な返答の選択肢を示してあげるのがよいと思います．注意点は，子どもが嘘をつくことに罪悪感をもってしまう可能性があることです．自分がつらい思いをしないための嘘は悪いことではない，ということも併せて伝える必要があると思います．

Q2 （内服がある場合）薬の飲み忘れがあるようです．反抗期で言っても聞きません．どうしたらよいでしょうか？

A2 薬を飲まなくてはいけない理由，飲まなかったらどうなるかについて，知識の確認と説明は必要です．反抗期の場合，しつこく言い続けると逆効果の場合もありますが，声掛け，確認などは必要です．養育者の協力が必要であることを医療者から子どもへ伝えることもできるので，必要なときはご相談ください．

青年期

Q1 （パートナーがいる場合）パートナーへの説明に悩んでいるようです．どうしたらよいでしょうか？

A1 　病気のことを伝えたいと思えるようなパートナーと出会われたことは，素晴らしいことだと思います．家族は，パートナーが信頼できるか？子どもが傷つかないか？などご心配だと思います．われわれは子ども，養育者の相談にのることもできますし，医療者からパートナーへの説明をすることもできます．必要なときはご相談ください．

（位田　忍，川井正信，松井　太，伊藤衣里，石見和世，江口奈美，菅田純子）

資料　子どもの自立を支援するための移行支援シート

支援する年齢			乳児期 0〜1歳	幼児期 1〜3歳	幼児期 3〜6歳	学童期（小学生） 7〜9歳
本人の目標・アウトカム	到達目標		療養行動が大切なこととしてとらえられる			療養行動をしていれば、友人と同じように過ごせることを理解する
			療養行動が苦痛を伴う体験のみではなく、頑張った体験として意味づけられる		・療養行動が基本的生活習慣の一部となる ・療養行動に興味を示す	自分にとって療養行動が必要なことがわかる
	発達の特徴と課題		・基本的信頼関係の獲得	・基本的生活習慣の獲得 ・自分の感情や意思を表現する	・基本的生活習慣の獲得 ・自発性の獲得 ・できることは自分で行動する	・集団や社会のなかで自分を意識する時期 ・「一生懸命精を出して取り組む」勤勉性の獲得 ・フラストレーション耐性，自制心，役割分担などの能力を高める
	病気・治療に関すること		・治療/処置/ケアなど，子どもにとって未知な体験となるものすべてにおいて，説明などの心理的準備を行ってから実施される ・療養行動が苦痛を伴う体験のみではなく、頑張った体験として意味づけられる		・自分の身体/体調，病気に関心がもてる ・体の不調を訴えることができる	・自分の身体のどの部分に病気があるか知っている ・治療に伴う外見上の違いや傷跡に対し、簡単な言葉で説明できる ・受診の理由が言える ・体調不良がわかる
	病気の捉え方		・治療や療養行動が否定的な体験とならない	・できたこと，頑張ったことを褒められることで自分の行動に自信をもつことができる ・身体を大切にするために、できないこともあるということが理解できる（できないことは失敗ではなく、自分の身体を大切にするため）		・内服薬や療養行動など何か1つでも自分ができると評価する ・病気のために、内服薬や処置等が自分にとって必要であることがわかる
	受療行動		・養育者への丁寧な説明を繰り返される，養育者の安心感から間接的に子どもと医療者の信頼関係が形成される		・通院理由を知って，嫌がらずに受診できる	・自分から自分の病気について質問したり、医療者と話すことができる
	セルフケア行動		・基本的生活習慣が養育者と一緒に実施できる ・療養行動を嫌がらずにできる		・基本的生活習慣が確立できる ・療養行動に興味を示す ・生活のなかで自分に必要な療養行動や医療的ケアを知っている	・療養行動のなかで自分でできることをする ・いくつかの選択肢のなかから方法を選ぶことができる
	学校生活など			・集団生活を楽しく過ごすことができる	・集団生活を楽しく過ごすことができる ・集団生活のなかで自分の体の不調を訴えることができる ・友達との違いに気がつく	・集団生活のなかで療養行動ができる ・遠足などの体験活動に参加できる ・友達に病気や傷のことなどを聞かれたときの答えを用意する
養育者	子どもとの向き合い方		・子どもの疑問や問いかけを受け止め、発達段階に即して、必要な事柄を伝えていく ・子どもが触れてはならないと感じる領域を作らない ・子どもを主体とした言葉のやりとりを重視する ・子どもの疑問や不安について、聞く姿勢をもち、丁寧に答えることができる ・子どもと何でも話し合える関係をつくることができる ・病気に向き合う家族の姿勢が、子どもの病気への向き合い方の姿勢となる（家族が受け入れられない病気を、子どもが受け入れることはできない） ・病気以外の子どもの世界を広げる（好きなこと、嫌いなこと、友達関係、将来の夢など）			
	病気・治療に関すること		・子どもと子どもの病気を受け止めることができる ・母子分離を避け、安定した母子関係を維持する ・困っていること悩んでいることを親しい人や医療者に相談できる	・病気だからと特別扱いしない ・過保護にならない（きょうだいと一緒に公平に扱う） ・病気に対してよき理解者、協力者をつくるよう努める ・家族で病気のことを話すときはきょうだいにもきちんと伝える ・予防接種を適切なタイミングで受ける	・病気、治療に関する知識や生活上の注意点、セルフケアについて子どもが理解できる理由をつけて説明を始める ・可能な限り同年代の子どもの活動や遊びの機会を増やす ・正しい病気の理解を本人に促す必要性を理解し、医師から説明してもらう時期を調整する ・子どもの問いかけを回避することなく、答える姿勢をもつ ・子どもの「できない」ことによる不全感や自信のなさの表出に耳を傾ける ・小さな「できたこと」、得意なことをしっかりほめる ・反対の性に特徴的な遊びや行動を否定的に捉えることなく、その子の好きな遊びを個性として考える	・養育者から子どもに病名を伝える ・子どもの病気、治療についての認識を確認し、補足する ・本人を信頼し、まかせていく覚悟をする ・服薬や治療への抵抗が生じた場合には、その背景にある子どもの気持ちや想いを考える ・子どもの不安や疑問を見過ごさず、受け止め、丁寧に応じていく
	セルフケア行動の促進		・内服薬の量や回数、副作用について薬剤師に確認し、管理する薬であることを伝えて飲ませる、飲めたらほめてあげる		・いずれは本人が服薬管理をすることを意識しながら関わる	・服薬管理は見守りながら本人に行わせる ・セルフケアに関して、口をはさんだり、代わりにしてはいけない
	就学・就職			・保育所に通う前に、健康に関するニーズを医師と確認し、保育士に伝える	・小学校に通う前に、健康に関するニーズを医師と確認し、教師に伝える	

□と・を使い分けている理由として、子どもや養育者の欄は、各項目がめやすであってチェックするものではないとしている。医療者の場合は、項目通りに関われているかチェックするために□としている。また、色のついた文字はDSDに関する項目を示している。

学童期（小学生）10〜12歳	思春期（中学生）13〜15歳	青年期 16〜19歳	成人期 20歳〜
	療養行動を自らを行うことによって，友人と同じように過ごすことを理解する	積極的な療養行動の工夫によって，生活の質を高めることができることを認識する	
療養行動を自分に必要なことと認識し，行うようになる	意思決定を行うために必要な知識と態度を学ぶ	意思決定を行うために必要な情報を自ら得て，正しい知識をもつ	
・身体的な能力を鍛える ・知覚・認知・記憶・思考の充実 ・仲間との関係を適切につくりあげる ・養育者からの自立が進む	・「自分とは何か」「自分の役割は」など自己を見つめ模索する時期 ・社会の一員として，他者と協力し，自律した生活を営む力の育成 ・養育者からの心理的自立ができる ・人間としての性を適切に受け止める	・職業および将来の目標を明確にできる ・自分の性について説明ができる	
・自分の病気に関連する人の身体の仕組みと働きを知っている ・自分の病状や受けている治療内容を理解する ・周囲に協力してもらいたいことが言える ・自分の病気に関して必要時に協力が得られるよう友人，教師，先輩などへの説明ができる	・正確な病名・病態が言える ・受診しなければならない症状がわかる ・体調不良時の対応ができる ・自分が処方されている薬の名前，用法，効果，副作用が言える ・性自認の違和や外性器についての悩みがある場合，養育者や医療者に相談できる	・疾患，病態について理解できている ・病状悪化のサインを認識し，それについて対処できる ・成人科への移行に向けて，自分で必要な情報収集を行い，主治医と話し合える ・性自認の違和や外性器についての悩みがある場合，改善に向けて医療者と調整できる	・自分の予後やこれからの治療方針，起こり得る合併症について理解し，説明できる ・自分の病気に関して必要時に協力が得られるよう友人，上司，パートナーなどへの説明ができる
・病気である自分に関心を向ける ・同じ病気をもつ友人と病気や生活について話すことができる	・病気を含めた自己について見つめる ・適切な療養生活について自分の意思で決めることができる ・困っていることや悩んでいることを親や親しい人に相談できる	・生活行動が拡大するなかでも「うまくやれている」と評価する ・将来的にも「なんとかできる」という見通し（自信）をもっている	
・子どもが主体的に受診できる ・学校行事への参加等について，医療者に相談できる	・単独で診療を受けることができる ・医療者に対して，疑問や気になっていることを伝えることができる ・残薬の把握や必要な分の薬の依頼を家族と一緒に取り組める	・本人が次回受診日を医療者と相談して決定できる ・残薬の把握や必要な分の薬の依頼ができるなど管理ができる	・成人の病院受診の必要性を理解し，受診する ・成人の病院で自身の病気について説明ができる
・養育者と相談し，療養行動を生活に統合させるための工夫ができる ・自分の服薬している薬の名前が言える ・自分専用のノートを用意し，病気の質問や確認事項を記入する ・身体の変化や性について関心をもち，家族や医師，医療者と話ができる	・自分で判断して状況に合わせた適切な療養行動を行う ・内服薬管理ができる ・飲酒や喫煙などのリスクを理解し，健康的なストレス対処を行う ・性・生殖について医療者に質問し，理解できる	・生活行動拡大のなかで，適切な療養行動を自分で判断して行い，行動を継続していくための工夫を行う ・自分にとって必要な人には，自分の病気や悩みについて話ができる ・飲酒や喫煙などのリスクを理解し，健康的なストレス対処を行う ・自己の性・生殖（機能）について，正しい情報を得ることができる	・診療情報（検査結果，診断書，意見書，病気のまとめなど）の自己管理ができる ・公的支援の受給や医療保険加入について具体的な行動に移れるよう情報収集できる
・学校生活の場で療養上必要なときに援助を求めることができる ・集団宿泊的行事に参加できる	・特定の人には自分の病気や悩みについて話ができる ・学校生活のなかで療養行動の工夫ができる		・職場等で自分の病気について説明ができる ・職場のなかで療養行動の工夫ができる
・必要なケア，医療行為に関しては，見守りながら本人に行わせる ・「自分はどうして病気なのか」といった深刻な悩みも生じやすい時期である．子どもからの表出があった場合には，病気や身体について話し合うよい機会とする ・子どもに性自認の違和や外性器についての悩みがある場合，受け止め，丁寧に応じていく	・子どもに関心をもち，自己流や治療拒否の徴候を早めに把握する ・子どもの言動を見守る ・治療の選択の際には，親の価値観や選択肢を押し付けることなく，子どもの考えや意見を聞く姿勢を心掛ける ・養育者の関係や養育者像が子どもの男性・女性イメージに影響することを知っておく	・療養生活について，子どもの自己決定を見守り，必要に応じて助言している	
・子どもの病状と年齢に見合った規則正しい生活習慣ができるように支援している ・子どもができる療養行動を見守り支援している	・基本は子どもに自己管理を任せるが，子どもの言動を見守る姿勢をとることができる	・子どもが羽目を外すことがあっても，自分でコントロールができるかどうかを判断し，子どもにとって必要な経験ができるようサポートできる	
・中学校に通う前に，健康に関するニーズを医師と確認し，教師に伝える内容を本人と確認する	・高校に通う前に，健康に関するニーズを医師と確認し，教師に伝える内容を本人と確認する	・子どもと一緒に将来のことについて考えている	

（つづく）

支援する年齢		乳児期 0〜1歳	幼児期 1〜3歳	幼児期 3〜6歳	学童期（小学生）7〜9歳
医療者全員	子どもと家族への向き合い方	□子どもの疑問や問いかけを受け止め，発達段階に即して，必要な事柄を伝えていく □子どもが触れてはならないと感じる領域をつくらない □子どもを主体とした言葉のやりとりを重視する □子どもの疑問や不安について，聞く姿勢をもち，丁寧に答えることができる．たとえば，友達との「違い」に気がつき始めた幼児期後期の子どもが，自分の身体や気になることを話したときに，しっかりと耳を傾ける □さらに，就学前後の時期の子どもは，これまで意識してこなかった通院の意味や，手術の目的などを改めて考え，疑問に思いはじめることがある．その疑問や不安に大人が気づき，ありのままに受けとめる □子どもは，すべての「事実」を知りたいのではなく，不安を感じている「自分自身」を知ってほしいのであり，まずは，自分の疑問を解消してほしいと望むものである □子どもと何でも話し合える関係をつくることができる □病気に向き合う家族の姿勢が，子どもの病気への向き合い方の姿勢となるため，家族の思いに寄り添い受け入れることができるように支援する（家族が受け入れられない病気を，子どもが受け入れることはできない） □病気以外の子どもの世界を広げる（好きなこと，嫌いなこと，友達関係，将来の夢など）ことができるよう，家族へ伝えるそのなかで，自分が肯定され，承認される体験をすることで，病気にとらわれない多様な価値観をもてる □子どもの病気の個性性や病態の個々の違いに留意することが必要である			
内分泌科医		家族へ丁寧に病気の説明や病態について説明する □養育者への疾患説明を行う □確定診断に必要な検査を行う □性別決定会議を主導する □養育者へ今後の予定（検査，手術，ホルモン補充，本人への疾患説明）と多職種による支援体制について説明を行う	□1回/1〜2年外来診察を行い，養育者の疑問や不安に対応する	□1回/1〜2年外来診察を行い，養育者の疑問や不安に対応する	□子どもが病気や関連する臓器に対して理解に応じた説明を行う □治療に伴う外見上の違いや傷跡に対し，子どもが理解しやすい簡単な言葉で説明する □病気に伴う体調不良時の症状を教える
泌尿器科医		□養育者へ手術説明を行う □今後の内視鏡検査や手術の見通しについて説明する	□1回/1〜2年外来診察を行い，養育者の疑問や不安に対応する	□1回/1〜2年外来診察を行い，養育者の疑問や不安に対応する	□子どもが病気や関連する臓器に対して理解に応じた説明を行う
婦人科医					
子どものこころ診療科医		□養育者の疾患受容を支援する	□養育者の疾患受容を支援する	□養育者の疾患受容を支援する	□養育者の疾患受容を支援する
新生児科医		□DSDの疑いがある子どもが生まれた場合，内分泌科・泌尿器科にコンサルトする □性別決定会議を招集，開催する □性別決定会議の結果を受け，養育者への説明を行う	□発達の評価を行う		
看護師		□家族が子どもへの愛着形成が促進されるよう支援する □家族の子どもの病気に対する受け入れの程度を確認する □家族の病気や治療に対する理解度の確認を行う □患者会や医療，教育等に関する情報の提供を行う □養育者が病気を知らせている相手を知り，養育者が孤立していないか確認する．養育者の相談窓口となる □性決定に伴う家族の不安，動揺，混乱に付き合う		□家族へ子どもの療養行動の参加の必要性を説明する □子どもが療養行動ができるようプレパレーションを行う □小学校への就学前に学校での療養行動ができるように準備する □性器などは大切なプライベートな部分であることを教えはじめる	□養育者と子どもと3者での面談を始める □10歳頃から移行の準備を始めることを説明する □子どもが病院に受診する理由を知っているか確認する □子どもが病気や関連する臓器に対してどれぐらい理解しているか確認する □子どもが学校生活で療養行動ができるように支援する □養育者が子どもへ説明を始めるための支援を行う．養育者が子どもの疑問を受け止め，発達段階に即した内容を伝えられるようにする
心理士		□必要な子どもには，発達・知能発達検査や各種心理検査を実施し，認知的・情緒的側面のアセスメントを行う □子どもの発達に関連して引き起こされる，様々なこころの問題に対する相談や支援を行う．医療スタッフに対しても，子どもや家族が抱える心理社会的問題に関して助言を行う（コンサルテーション） □子どもと医療者，家族との間に起こっている問題や葛藤について分析・検討し，その関係を調整する（リエゾン）			
保健師		保健師からの働きかけ □家族・育児支援者と面談し，社会的ハイリスクのアセスメントを行う □地域保健師と連携し，養育者への社会資源の情報提供やサービス導入を行う □行政・地域医療機関と連携し，医療・発達・発育に必要な情報を収集・共有する □家族の不安，児に対する思いを傾聴し，児の疾患受容を支援する		□集団生活を選択するための情報収集や，医療情報提供の窓口となる □集団生活の関係者に，児の治療や看護の理解を促す □養育者の不安や選択の迷いが解消できるよう，保健相談を行う	
社会保障		子どもにより利用制度は異なる □身体障がい者手帳　　□療育手帳　　□補装具・日常生活用具　　□介護給付等の障害福祉サービス □養育医療　　□小児慢性特定疾病医療費助成制度（原則18歳まで，最大20歳まで）　　□難病医療費助成制度　　□育成医療（18歳未満）　　□更生医療（18歳以上）　　□精神通院医療　　□乳幼児医療（自治体により年齢，所得制限あり） □重度障がい者医療費助成（自治体により所得制限あり）　　□特別児童扶養手当（20歳未満）　　□障がい児福祉手当（20歳未満）　　□特別障がい者手当（20歳以上）　　□障害年金（20歳以上）　　□重度障がい者在宅介護支援給付金			

資料

学童期（小学生）	思春期（中学生）	青年期	成人期
10～12歳	13～15歳	16～19歳	20歳～
□DSDトランジション外来の予約を取り，多職種へ連絡する □養育者への疾患説明を行い，本人への疾患説明について打ち合わせを行う □まずは養育者から子どもへ説明した後医療者から補足を行うことが望ましいと説明する □子どもへの疾患の説明を行う．子どもの発達段階や性格，養育者の希望に応じ，説明内容を検討するが，妊孕性についても触れることが望ましい □検査の内容や，何を調べているのかをわかりやすく説明する □健康管理について説明する □服薬の意味を教える	□本人へ詳しい病態の説明を行う（養育者と打ち合わせをして説明内容を決定する） □子ども中心に，病状についての確認や，療養行動ができているか確認する □子どもに受診しなければいけない症状を教える □薬の名前，用法，作用，副作用を教える □検査値の見方を説明する □性腺機能について評価し，婦人科への受診を考慮する	□子ども中心に，病状についての確認や，療養行動ができているか確認する □子どもに受診しなければいけない症状を教える □薬の名前，用法，作用，副作用を教える □検査値の見方を説明する □病気に関するサマリーを更新し，本人に説明する	□成人期医療に移行できるよう支援する
	□本人へ詳しい病態の説明を行う（養育者と打ち合わせをして説明内容を決定する） □精巣の腫瘍化リスクについて説明し，精巣セルフチェックの方法を指導する	□病気に関するサマリーを更新し，本人に説明する □性交渉が可能か確認するための腟内視鏡検査を検討する	□成人期医療に移行できるよう支援する
□月経について説明する	□性腺機能について評価し，ホルモン補充開始を考慮する	□外性器を確認し（必要であれば泌尿器科とともに腟内視鏡），必要に応じて腟形成術について説明し，実施時期を検討する	□成人科への受診を支援する
□本人の受診開始をし，疾患受容を支援する	□本人の疾患受容を支援する	□本人の疾患受容を支援する	□本人の疾患受容を支援する
□DSDトランジション外来にて子どもとの二者面談を始める □自立の必要性を説明し，看護師が相談窓口となることを伝える □学校教育での性教育の知識を確認し，補足説明を行う □養育者の疾患認識と本人への説明内容の希望を確認する □子どもの疾患認識を確認する □医師からの疾患説明後，本人の理解と受けとめを確認する □好みの色や遊び，友人関係など性自認に関連する情報を聴取する □自分の身体は自分の大切なものであり，不快な接触や扱われ方をされてはならないことを伝える	□移行準備を始めることを本人に説明し，意思の確認と具体的支援計画を提案する □子どもの疾患認識を確認する □医師かとらの疾患説明後，本人の理解と受けとめを確認する □学校の様子，友人関係などから，性自認，性指向に関連する情報を聴取する □検査値の読み方を教える □大人になったら何になりたいか，具体的な将来像についてイメージさせながら自己理解を深めるよう関わる □養育者と子どもがよい関係を保てるよう橋渡しができる □飲酒，喫煙の影響について説明する □治療の選択や入院の時期等について，子ども自身が考える時間的な余裕を与える □自分が治療の選択に関与できたという体験の積み重ねが自己決定力の育みとなる	□病気に関するサマリーを更新し，本人に説明する □性自認の違和や外性器についての悩みがないか確認する □パートナーとの関係について確認する	□パートナーとの関係について確認する

索引

和文

あ
愛着形成 ………………………………… 23
アイデンティティ ……………………… 85
悪性形質転換 …………………………… 56
アセント ………………………………… 27
アタッチメント ………………………… 49
アドヒアランス ………………………… 47
アルドステロン ………………………… 8
安心感の輪 ……………………………… 49
安心の基地 ……………………………… 49
アントレー・ビクスラー症候群 ……… 19
アンドロゲン ………………………… 4, 68
　—作用不全 …………………………… 64
　—不応症 ………………………… 20, 57
　—補充 ………………………………… 63

い　う
異形成精巣 ……………………………… 15
移行期医療 ………………………… 46, 52
移行支援シート …………………… 48, 52
一部負担金 ……………………………… 92
遺伝カウンセリング …………………… 78
遺伝子検査 ………………………… 12, 26
医療意見書 ……………………………… 92
医療行動 ………………………………… 47
医療受給者申請書 ……………………… 92
医療費助成制度 ………………………… 92
陰核 ……………………………………… 7
　—横径 ………………………………… 11
　—形成術 ………………………… 30, 56
　—肥大 ………………………………… 68
陰茎 ……………………………………… 7
陰唇 ……………………………………… 7
　—形成術 ……………………………… 56
陰嚢 ……………………………………… 7
　—形成術 ……………………………… 56
ウィルムス腫瘍 ………………………… 18
ウォルフ管 ………………………… 2, 68

え　お
エイズ …………………………………… 42
エストラーナ® テープ …………… 36, 61
エストラジオール ………… 24, 36, 60

エストロゲン ……………………… 36, 60
エストロゲン補充療法 ………………… 35
エチニルエストラジオール …………… 60
エナルモンデポー® ……………… 34, 63
エンパワーメント ………………… 53, 85
黄体形成ホルモン ………………… 4, 24

か
外陰部形成術 …………………………… 56
外性器 ………………………… 2, 24, 27
改製原戸籍 ……………………………… 90
カウフマン療法 ………………………… 36
カウンセリング ………………………… 24
学童期 …………………………………… 52
家事審判申立書 ………………………… 90
過多月経 ………………………………… 62
家庭裁判所 ……………………………… 89
看護師 ……………………………… 48, 84
患者・家族会 ……………………… 73, 86
完全型アンドロゲン不応症
　………………… 20, 26, 28, 57, 60, 68
完全型性腺異形成 ………… 16, 58, 68

き　く
教育 ……………………………………… 46
教育的計画 ……………………………… 47
クラインフェルター症候群 ……… 15, 28

け
外科的検査 ……………………………… 27
血液検査 ………………………………… 24
月経 ……………………………………… 62
健康 ………………………………… 23, 47
健康保険制度 …………………………… 92
顕微授精 ………………………………… 64

こ
鉱質コルチコイド ……………………… 8
甲状腺 …………………………………… 24
抗ミュラー管ホルモン ……… 1, 12, 24
こころの性 ……………………………… 37
戸籍 ………………………………… 25, 88
戸籍法 …………………………………… 88
骨年齢 …………………………………… 60
骨病変 …………………………………… 19

骨密度 ……………………………… 35, 62
コルチゾール ……………………… 8, 24
コレステロール …………………… 20, 60
混合性性腺異形成 ……… 15, 58, 66, 68
コンプライアンス ……………………… 63

さ
最終身長 ………………………………… 60
索状性腺 …………………………… 15, 68
鎖肛 ……………………………………… 19
サポートグループ ……………………… 86
サポートチーム …………………… 52, 72

し　す
支援グループ …………………………… 86
ジェンダークリニック ………………… 39
色素沈着 ………………………………… 6
子宮 ……………………………………… 24
子宮内膜癌 ……………………………… 60
支給認定申請書 ………………………… 94
自己支持 ………………………………… 47
自己同一性 ……………………………… 52
自己負担上限額 ………………………… 93
思春期 ………………… 1, 28, 35, 41, 46, 67
自然妊娠 ………………………………… 67
疾患理解 ………………………………… 46
指定医療機関 …………………………… 92
指定難病 ………………………………… 93
児童精神科 ……………………………… 75
ジドロゲステロン ……………………… 61
ジヒドロテストステロン ………… 3, 34
社会的緊急疾患 …………………… 23, 26
社会的性（別） ……… 6, 23, 26, 34, 88
周期性エストロゲン・プロゲステロン
　療法 …………………………………… 36
手根骨 X 線撮影 ………………………… 29
出生証明書 ……………………………… 88
出生届 ……………………………… 23, 88
生涯管理 …………………………… 46, 52
常染色体顕性（優性）遺伝 …………… 80
常染色体潜性（劣性）遺伝 …………… 80
小児期 …………………………………… 67
小児慢性特定疾病 ……………………… 92
小児慢性特定疾病審査会 ……………… 92
職業的計画 ……………………………… 47

索引

助産師 …… 44
女性化外陰部形成術 …… 30, 56
女性ホルモン補充療法 …… 60
除籍 …… 90
所得制限 …… 95
自立 …… 52
自立支援 …… 46, 48, 84
人工授精 …… 65
心疾患 …… 67
新生児期 …… 23, 52
申請手続き …… 92
身体的体質 …… 52
身体的特徴 …… 27
診断書 …… 90
心的外傷後ストレス障害 …… 75
伸展陰茎長 …… 11
心理
　―カウンセリング …… 27, 28
　―士 …… 48
　―社会的ケア …… 84
心理的支援（サポート） …… 47, 52, 86
ステージ分類 …… 10
スミス・レムリ・オピッツ症候群
　…… 8, 20
スワイヤー症候群 …… 18, 58, 68

せ　そ

性
　―教育 …… 44
　―決定 …… 68
　―交渉 …… 67
　―告知 …… 23
　―自認 …… 27, 37, 60, 84
　―転換 …… 23
　―同一性障害 …… 39, 43
　―分化 …… 1, 52
　―役割 …… 37
生殖医療 …… 67
生殖補助技術 …… 64
成人期 …… 52
　―医療 …… 46
性腺 …… 7, 24
　―機能 …… 60
　―機能不全 …… 67
　―原基 …… 68
　―腫瘍 …… 18, 56
　―生検 …… 25
　―摘出 …… 29, 67
　―摘除術 …… 56
　―補充療法 …… 60

―芽腫 …… 56
性染色体 …… 25
性染色体異常に伴うDSD（性分化疾患）
　…… 15
精巣 …… 1, 24, 63, 64
　―形成不全 …… 64
　―固定術 …… 64
　―退縮症候群 …… 18
　―内精子採取術 …… 64
成長ホルモン …… 60
性的健康 …… 47
性的マイノリティ …… 43
性的問題 …… 47
青年期 …… 46
性別違和 …… 20, 29, 39
性別判定 …… 84
性別判定会議 …… 23, 72
性別変更 …… 89
性ホルモン補充療法 …… 29, 34
精路通過障害 …… 64
セカンドオピニオン …… 56
セクシュアリティ …… 42, 52
セルトリ細胞 …… 2, 68
セルフケア行動 …… 48
セルフヘルプグループ …… 86
前癌病変 …… 56
染色体検査 …… 12, 23
先天性副腎過形成（症）
　…… 6, 23, 57, 60, 65, 69, 73
先天性リポイド過形成症 …… 19
全部事項証明書 …… 90
専門外来 …… 73
専門施設 …… 23
前立腺癌 …… 63
総排泄腔遺残 …… 69
総排泄腔外反（症） …… 21, 69
ソーシャルワーカー …… 25, 26, 51, 88
鼠径ヘルニア …… 26

た

ターナー症候群 …… 15, 28, 58, 60, 67
体外受精 …… 67
胎盤低形成 …… 6
男女平等 …… 41
男性化 …… 63
男性化外陰部形成術 …… 32, 56
男性ホルモン補充療法 …… 63

ち

チーム医療 …… 84
腟 …… 7, 24, 67
　―形成術 …… 30, 56
　―造影 …… 13
　―内視鏡検査 …… 13
チトクロームP450オキシドレダクター
ゼ異常症 …… 6, 12, 19
着床 …… 67
超音波検査 …… 13, 24

つ　て

追完（届） …… 25, 88
低血糖 …… 8
停留精巣 …… 64, 68
テストステロン …… 1, 24
　―エナント酸エステル …… 34
　―単独療法 …… 35
　―補充（療法） …… 34, 63
デニス・ドラッシュ症候群 …… 8, 18, 58
デュファストン® …… 61
転科 …… 46

と

糖質コルチコイド …… 8
謄本 …… 90
特定医療費 …… 94
都単独疾病 …… 94
トランジション …… 46
トランスファー …… 46
ドロップアウト …… 47

な

内性器 …… 2
　―超音波検査 …… 29
名の変更許可 …… 91
難病医療費助成制度 …… 94
難病の患者に対する医療等に関する
　法律 …… 93

に

二次性徴 …… 1, 18, 60, 67
乳児医療 …… 93, 95
尿中ステロイドプロファイル（分析）
　…… 12, 26
尿道下裂 …… 68
　―修復術 …… 33, 56
尿路感染 …… 8
人間尊重 …… 41

妊娠 ……………………………… 42, 67
妊娠高血圧症候群 ……………… 67
認定基準 ………………………… 92
妊孕性 …………………………… 63, 64

は　ひ

胚細胞腫瘍 ……………………… 56, 68
排卵 ……………………………… 67
ピアサポートグループ ………… 86
ヒト絨毛性ゴナドトロピン …… 4, 35, 59

ふ

腹腔鏡検査 ……………………… 13
副腎
　―疾患 ………………………… 6, 23
　―皮質ステロイド …………… 8
　―不全 ………………………… 6
父性 ……………………………… 64
不正出血 ………………………… 62
部分型アンドロゲン不応症 …… 20, 57, 65
部分型性腺異形成 ……………… 18
フレイジャー症候群 …………… 18, 58
プレパレーション ……………… 27, 28
プレマリン® …………………… 36, 60
プロゲスチン …………………… 60
プロゲステロン ………………… 36, 69
プロベラ® ……………………… 62
分娩施設 ………………………… 23

へ　ほ

変更審判 ………………………… 91
膀胱
　―鏡検査 ……………………… 25
　―造影 ………………………… 13
　―内視鏡検査 ………………… 13
保健師 …………………………… 48

ま　み

マイクロアレイ ………………… 79
慢性疾患 ………………………… 48
ミュラー管 ……………………… 2, 68
ミュラー管遺残症 ……………… 58, 65

む　め

無精子症 ………………………… 65
メイヤー・ロキタンスキー・キュスター・ハウザー症候群 … 28, 69
メノエイド® コンビパッチ …… 61

や　よ

薬物治療 ………………………… 46
予防的性腺摘除術 ……………… 28

ら

ライディッヒ細胞 ……………… 2
ライフスタイル ………………… 47
卵子 ……………………………… 1
卵子提供 ………………………… 68
卵精巣 …………………………… 64, 68
卵精巣性 DSD（性分化疾患）
　………………………………… 18, 21, 64
卵巣 ……………………………… 2, 24, 64

り　る　れ

流産 ……………………………… 67
療育行動 ………………………… 48
両側精巣 ………………………… 68
臨床調査個人票 ………………… 94
ルトラール® …………………… 62
レニン活性 ……………………… 8

欧文

A

ACTH ……………………………… 8, 24
AD（autosomal dominant） …… 80
AFP（alpha-fetoprotein） ……… 59
AID（artificial insemination with donor's sperm） ……………… 64
AIS（androgen insensitivity syndrome） …………………… 20, 57
ambiguous genitalia …………… 6, 23, 66, 72
AMH（anti-Müllerian hormone）
　………………………………… 1, 12, 24
anogenital ratio ………………… 11
AR（autosomal recessive） …… 80
ART（assisted reproductive technology） ………………… 64

B　C

backdoor pathway ……………… 21
CAIS（complete androgen insensitivity syndrome） …… 20, 26, 28, 57, 60, 68
CYP11B1 遺伝子 ……………… 21
CYP17A1 遺伝子 ……………… 19
cytochrome P450 oxidoreductase … 6

D

DHCR7 遺伝子 ………………… 20
DHT（dihydrotestosterone） … 3, 34
DSD トランジション外来 …… 54, 73, 85
dysgenetic testis ………………… 15
dysgerminoma …………………… 68

E　F

E_2 ………………………………… 24, 36, 60
EMS（external masculinization score）
　………………………………… 9
FISH 法 ………………………… 12, 79
FISH-SRY ………………………… 24
FISH-Y …………………………… 24
FSH ……………………………… 24
FT_3 ……………………………… 24
FT_4 ……………………………… 24

G

GB ………………………………… 56
GCNIS（germ cell neoplasia in situ）
　………………………………… 56, 69
gender assignment committee … 23, 72
GnRH 負荷試験 ………………… 13
gonadoblastoma ………………… 56, 68
G 分染法 ………………………… 79

H

hCG（human chorionic gonadotropin）
　………………………………… 4, 35, 59
hCG-rFSH 併用療法 …………… 35
hCG 負荷試験 ………………… 12, 26
hMG 負荷試験 ………………… 12

I

ICSI（intracytoplasmic sperm injection）
　………………………………… 64
INSL3（insulin-like hormone 3） … 4
Insulin-like growth factor-1 …… 35
IUI（intrauterine insemination） … 65

L

LH（luteinizing hormone） …… 4, 24
LHCGR 遺伝子 ………………… 65
LH-RH 負荷試験 ……………… 13, 26

M　N

MGD（mixed gonadal dysgenesis）
　………………………………… 15, 58, 66, 68

MRI（検査） ····················· 13, 24, 59
NR5A1 遺伝子 ····························· 18

P

PAIS（partial androgen insensitivity syndrome）················ 20, 57, 65
PCR 法 ······································ 12
PMDS（persistent Müellerian duct syndrome）····················· 58, 65
POR 異常症 ····················· 6, 12, 19
Prader 分類 ································ 10

Q S

QOL ··· 86
Quigley 分類 ······························ 10
Seltoli cell only ·························· 65
seminoma ································· 68
sex chromosome DSD ················ 15
SF1 遺伝子 ································ 18
SIECUS ···································· 54

SOX9 遺伝子 ························· 2, 18
SRD5A2 遺伝子 ···················· 20, 65
SRY 遺伝子 ························ 1, 12, 18
StAR タンパク質（steroidogenic acute regulatory protein）··················· 19
streak gonad ······················· 15, 68

T

TARTs（testicular adrenal rest tumors）································ 65
TESE（testicular sperm extraction）
······································· 64
transfer ···································· 46
transition ································· 46
TSH ·· 24
TSPY 遺伝子 ····························· 56

W X Y

WT1 遺伝子 ································ 18
X 連鎖性遺伝（X-linked）············ 80

Y 染色体 ····································· 2
Y 連鎖性遺伝（Y-linked）············ 80

ギリシャ文字・数字

α- 胎児性タンパク ······················ 59
3β- 水酸化ステロイド脱水素酵素欠損症 ···························· 19, 22, 69
5α- 還元酵素欠損症
······················ 12, 20, 26, 28, 65
11β- 水酸化酵素欠損症 ······· 12, 21, 69
17-OHP ······························· 8, 24
17α- 水酸化酵素欠損症 ················ 19
17β- 水酸化ステロイド脱水素酵素欠損症 ··································· 20
21- 水酸化酵素欠損症
····················· 12, 21, 52, 57, 65, 69
46,XX DSD（性分化疾患）············ 15
46,XY DSD（性分化疾患）············ 15

・ JCOPY〈(社)出版者著作権管理機構 委託出版物〉
本書の無断複写は著作権法上での例外を除き禁じられています．
複写される場合は，そのつど事前に，(社)出版者著作権管理機構
（電話 03-5244-5088，FAX03-5244-5089，e-mail：info@jcopy.or.jp）
の許諾を得てください．

・本書を無断で複製（複写・スキャン・デジタルデータ化を含みます）
する行為は，著作権法上での限られた例外（「私的使用のための複
製」など）を除き禁じられています．大学・病院・企業などにお
いて内部的に業務上使用する目的で上記行為を行うことも，私的
使用には該当せず違法です．また，私的使用のためであっても，
代行業者等の第三者に依頼して上記行為を行うことは違法です．

みんなで考える性分化疾患
―本人と養育者と医療者のために―

ISBN978-4-7878-2398-4

2019 年 9 月 20 日　初版第 1 刷発行

監　　修	地方独立行政法人　大阪府立病院機構　大阪母子医療センター
編　　集	位田　忍，川井正信，松井　太，石見和世，江口奈美
発　行　者	藤実彰一
発　行　所	株式会社　診断と治療社
	〒 100-0014　東京都千代田区永田町 2-14-2　山王グランドビル 4 階
	TEL：03-3580-2750（編集）　03-3580-2770（営業）
	FAX：03-3580-2776
	E-mail：hen@shindan.co.jp（編集）
	eigyobu@shindan.co.jp（営業）
	URL：http://www.shindan.co.jp/
装丁・イラスト	松永えりか（フェニックス）
印刷・製本	広研印刷株式会社

© 地方独立行政法人　大阪府立病院機構　大阪母子医療センター，2019．Printed in Japan.　　［検印省略］
乱丁・落丁の場合はお取り替えいたします．